临床光学相干断层扫描血流成像图谱
Clinical OCT Angiography Atlas

主　编　**Bruno Lumbroso,David Huang**
　　　　Ching J Chen,Yali Jia
　　　　Marco Rispoli,André Romano
　　　　Nadia K Waheed

主　译　王勤美　黄锦海

副主译　沈丽君　高蓉蓉

译　者（按姓氏笔画排序）
　　　　毛剑波　方海珍　包芳军　吕　林　孙晓东
　　　　李筱荣　陈世豪　陈有信　周　健　胡　亮
　　　　俞阿勇　徐格致　章思芳　魏文斌

人民卫生出版社

Bruno Lumbroso, David Huang, Ching J Chen, Yali Jia, Marco Rispoli, André Romano, Nadia K Waheed
Clinical OCT Angiography Atlas
978-93-5152-899-9
Copyright © 2015 by Jaypee Brothers Medical Publishers (P) Ltd
All rights reserved.
Originally published in India by Jaypee Brothers Medical Publishers (P) Ltd

Chinese (in simplified character only) translation rights arranged with Jaypee Brothers Medical Publishers (P) Ltd through McGraw-Hill Education (Asia)

图书在版编目(CIP)数据

临床光学相干断层扫描血流成像图谱/(意)伦布罗索 (Bruno Lumbroso)主编;王勤美,黄锦海主译.—北京:人民卫生出版社,2017

ISBN 978-7-117-24511-1

Ⅰ.①临…　Ⅱ.①伦…②王…③黄…　Ⅲ.①眼病-影象诊断-图谱　Ⅳ.①R770.43-64

中国版本图书馆 CIP 数据核字(2017)第 109305 号

| 人卫智网 | www.ipmph.com | 医学教育、学术、考试、健康,购书智慧智能综合服务平台 |
| 人卫官网 | www.pmph.com | 人卫官方资讯发布平台 |

版权所有,侵权必究!

图字:01-2016-4653

临床光学相干断层扫描血流成像图谱

主　　译:王勤美　黄锦海
出版发行:人民卫生出版社(中继线 010-59780011)
地　　址:北京市朝阳区潘家园南里 19 号
邮　　编:100021
E - mail:pmph @ pmph.com
购书热线:010-59787592　010-59787584　010-65264830
印　　刷:三河市潮河印业有限公司
经　　销:新华书店
开　　本:889×1194　1/16　印张:12
字　　数:389 千字
版　　次:2017 年 8 月第 1 版　2017 年 8 月第 1 版第 1 次印刷
标准书号:ISBN 978-7-117-24511-1/R・24512
定　　价:128.00 元

打击盗版举报电话:010-59787491　E -mail:WQ @ pmph.com
(凡属印装质量问题请与本社市场营销中心联系退换)

译者简介

王勤美，教授、主任医师、博士生导师，现任温州医科大学附属眼视光医院之江院区院长、中华眼科学会专家会员、角膜学组委员，浙江省医师协会眼科医师委员会副会长、浙江省康复医学会视觉功能专业委员会副主任委员等职务。国务院特殊津贴获得者，第十届、十一届民盟中央委员、浙江省政协第九届委员。

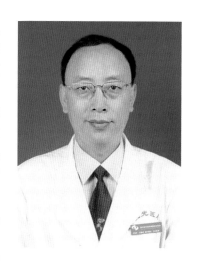

王勤美教授在我国视觉科学和屈光手术领域进行了 20 多年的基础研究和应用研究工作，完成全球首例应用雷赛准分子激光平台矫正老视手术；完成中国首例巩膜老视手术、角膜基质环治疗近视和圆锥角膜手术、PRL 有晶体眼人工晶体植入术、应用鹰视准分子激光 Q 值引导的个性化切削矫正近视手术、应用雷赛准分子激光 Q 值引导的个性化切削矫正近视手术、日本 NIDEK EC5000 Ⅲ OPD-CAT 引导切削治疗近视手术、瑞士 LDV 飞秒激光治疗近视手术；正式开展中国首例俄罗斯 Microscan 准分子治疗近视手术和中国首例角膜胶原术治疗圆锥角膜手术；创建眼科和视光仪器评估与应用研究所。相关研究论文在 New England Journal Medicine、Lancet、Ophthalmology 等权威专业期刊上发表。

王勤美教授主持和作为负责人完成"十二五"国家科技支撑计划重大项目课题、国家科技部"十五"攻关科研项目等多项课题，获国家级教学二等奖、省级教学成果奖一等奖、浙江省科技进步一等奖等奖励。主持开发了具有自主知识产权的眼视光医院计算机信息管理系统，在全国首次创建了眼科信息学和眼科器械学的研究生方向。作为主要起草人之一参与负责国家标准《标准对数视力表》的制定和修订工作。开发和研制对比敏感度检测仪和两对比度对数视力表并转化为专利产品。

译者简介

黄锦海，主治医师、医学博士、硕士研究生导师。现任"国家眼视光工程技术研究中心·眼科和视光仪器评估与应用研究所"副所长，温州医科大学附属眼视光医院杭州院区临床研究中心副主任，OCULUS 亚太科研培训中心副主任，"眼科和视光学新技术评估与研究组组长，中国眼科超声委员会委员，中华预防医学会循证预防医学专业委员会循证医学方法学组委员。访美、访澳学者。美国白内障和屈光手术协会（ASCRS）会员，欧洲白内障和屈光手术协会（ESCRS）会员，美国眼科学会（AAO）会员，美国眼科和视觉研究学会（ARVO）会员。PLOS ONE 编委，Ophthalmology、Journal of Cataract & Refractive Surgery 等 7 家国际权威眼科杂志专业审稿人。

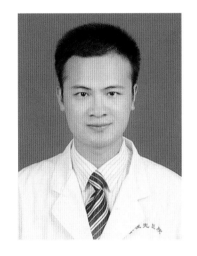

对于屈光手术、眼球生物测量技术、中高端医疗设备进行了大量的试验研究和临床应用评估，完成具有自主知识产权的眼科三维眼前节测量分析仪的研制，获浙江省医药卫生科技奖一等奖、温州市科技进步一等奖、"Faculty of 1000 Medicine"优秀 F1000 论文、"国际眼科学学术会议"青年论文奖等奖励。先后主持和参与了国家自然基金、"十三五"国家重点研发计划、国家重大行业专项、浙江省卫生厅重大项目等 20 个研究项目，在 New England Journal Medicine、Lancet、JAMA、the BMJ、Ophthalmology 等国内外权威专业核心期刊发表及收录学术论文 110 篇，主编（译）、参编（译）眼科专著 5 部，其中高等教育"十二五"国家级规划教材、卫计委"十三五"国家级规划教材2 部。

编者名录

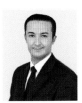

Adil El Maftouhi OD
Centre Rabelais, Lyon
Centre Explore Vision
XV XX Hospital, Service du Pr C BAUDOUIN
Paris, France

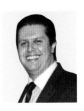

André Romano MD
Department Ophthalmology
Federal University Sao Paulo
Voluntary Adjunct Professor
University of Miami
Miller School of Medicine
Director Neovista Eye Center
Americana, Brazil

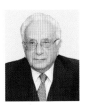

Bruno Lumbroso MD
Director, Centro Italiano Macula
Former Director, Rome Eye Hospital
Rome, Italy

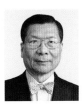

Ching J Chen MD
Professor and Chairman
Director of Vitreoretinal Service
Department of Ophthalmology
University of Mississippi Medical Center
Mississippi, USA

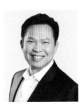

David Huang MD PhD
Peterson Professor of Ophthalmology
Professor of Biomedical Engineering
Casey Eye Institute
Oregon Health and Science University
Portland, USA

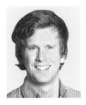

Eric M Moult PhD
Department of Electrical Engineering and
Research Laboratory of Electronics
Massachusetts Institute of Technology, and
Harvard MIT Department of Health Science and
Technology
Cambridge, MA, USA

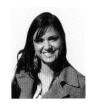

Gilda Cennamo MD PhD
Eye Clinic, Federico II University
Naples, Italy

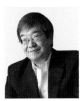

James G Fujimoto PhD
Elihu Thomson Professor
Electrical Engineering and Computer Science
Massachusetts Institute of Technology
Cambridge, MA, USA

Jay S Duker MD PhD
Director, New England Eye Center
Professor and Chair of Ophthalmology
Tufts Medical Center
Tufts University School of Medicine
Cambridge, MA, USA

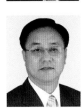

Jay Wei
Founder and CEO
Optovue, Inc
Fremont, CA, USA

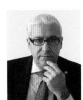

Leonardo Mastropasqua MD
Full Professor in Ophthalmology
Head
Department of Ophthalmology University
G d'Annunzio, Chieti-Pescara
Center of Excellence, National High-Tech Center
(CNAT), and Italian School of Robotic Surgery in
Ophthalmology, Italy

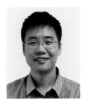

Liang Liu MD
Casey Eye Institute
Oregon Health and Science University
Portland, USA

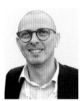

Luca Di Antonio MD PhD
Retina Fellow
Department of Ophthalmology University
G d'Annunzio
Chieti-Pescara, Italy

Maddalena Quaranta-El Maftouhi MD
Centre Rabelais
Lyon, France

Marco Bonini Filho MD PhD
New England Eye Center
Tufts Medical Center
Tufts University School of Medicine
Boston, MA, USA

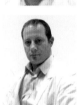

Marco Rispoli MD
Staff Ophthalmologist
Department of Ophthalmology
Ospedale Nuova Regina Margherita
Centro Italiano Macula
Rome, Italy

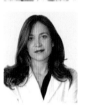

Maria Cristina Savastano MD PhD
Catholic University of Rome
Centro Italiano Macula
Rome, Italy

Matthew Olson CRA
Director, Ocular Imaging Service
Department of Ophthalmology
University of Mississippi Medical Center
Mississippi, USA

Michel Puech MD FRSC
Explore Vision, Paris
VuExplore Institute, Rueil-Malmaison
France

Min Wang MD PhD
Professor
Department of Ophthalmology
Eye and ENT Hospital of Fudan University
Shanghai, China

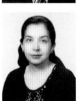

Nadia K Waheed MD MPH
Assistant Professor, Ophthalmology
Tufts University School of Medicine
Boston, MA, USA

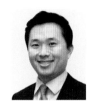

Royce Chen MD
Assistant Professor of Clinical Ophthalmology
Associate Residency Program Director
Vitreoretinal Surgery and Uveitis
Edward S Harkness Eye Institute
Columbia University Medical Center
New York, USA

Rubens Belfort Jr MD
President, Vision Institute
Head Professor
Federal University of Sao Paulo
Sao Paulo, Brazil

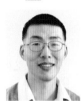

Simon S Gao PhD
Postdoctoral Fellow
Casey Eye Institute
Oregon Heath and Science University
Portland, USA

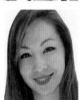

Talisa de Carlo BA
Fellow, New England Eye Center
Tufts Medical Center
Tufts University School of Medicine
Boston, MA, USA

Tony Ko
Vice-President of Research and Development
Optovue, Inc.
Fremont, CA, USA

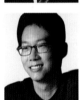

WooJhon Choi PhD
Engineer
Department of Electrical Engineering and
Research Laboratory of Electronics
Massachusetts Institute of Technology
Cambridge, MA, USA

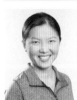

Yali Jia PhD
Research Assistant Professor
Casey Eye Institute
Oregon Health and Science University
Portland, USA

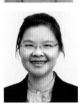

Yan Li PhD
Research Assistant Professor
Casey Eye Institute
Oregon Health and Science University
Portland, USA

序

　　《临床光学相干断层扫描血流成像图谱》是理解与诠释光学相干断层扫描（optical coherence tomography，OCT）血流成像或 Angio OCT® 这一新型成像技术的重要工具。Bruno Lumbroso，David Huang，Ching J Chen，Marco Rispoli，André Romano，Yali Jia 和 Nadia K Waheed 这些眼科及光学相干成像领域的国际知名医师及研究学者均参与汇编了这一具有重大意义的出版物。

　　Angio OCT® 是一种用于眼科临床研究和基础研究的新型功能成像技术。这项技术能够通过探测由于血流所致的运动信号而进行微血管系统的显影。与传统的荧光造影或吲哚菁绿造影不同，这项技术无需注射造影剂。因此，OCT 血流成像并不能发现传统血管造影中表现为荧光渗漏的血管渗透性改变。不过，由于不会被强荧光所影响，这项技术的成像质量相对更高。Angio OCT® 检查快速并可多次重复而不会给患者带来太大的不适，因此有望成为患者随访时评估病情变化及疗效的手段。

　　Angio OCT® 采用高速的 OCT 结构成像并提供微血管结构的三维数据，能够结合 *en face* 和横断面结构 OCT 分别显示视网膜毛细血管和脉络膜毛细血管的结构。尽管 Angio OCT® 的程序功能很强大，但它也会存在图像的伪影，并且提供的信息较单纯的结构 OCT 更为复杂。Angio OCT® 结果的成功解读依赖于对 Angio OCT® 原理的理解、不同眼部病理改变的血流学特点与血流成像和结构 OCT 结果的综合分析。

　　《临床光学相干断层扫描血流成像图谱》一书包含二十一个章节，内容涵盖了 Angio OCT® 的技术、方法和图像解读。此书提供了黄斑疾病 Angio OCT® 图像解读的指南，包括年龄相关性黄斑变性、糖尿病视网膜病变、黄斑旁中心凹毛细血管扩张、近视等病变及其他表现如青光眼、脉络膜图像。此书也介绍了 Angio OCT® 的一些研究进展以及未来临床应用前景。《临床光学相干断层扫描血流成像图谱》可作为临床医师与研究者们理解与利用这项新型眼科成像技术的重要参考。

James G Fujimoto PhD
Elihu Thomson 教授
麻省理工学院电气工程和计算机科学专业
美国马萨诸塞州剑桥市

前言

OCT 血流成像是一项新型的、具有高分辨率的、无需注射造影剂的视网膜、脉络膜血流成像技术。由于 Angio OCT® 检查无风险、速度快、可重复，又能提供准确的内层视网膜、外层视网膜和内层脉络膜血流图像，临床医生会越来越欣赏 Angio OCT® 这种重要的 *en face* OCT。这项成像技术的另一优势在于由 Angio OCT® 显示的同一图像可同时以传统 OCT B 扫描的形式显示。当 Angio OCT® 不再仅仅是部分研究者及视网膜专家的专利后，如今它已被广大眼科从业者所采用。随着 Angio OCT® 质量的提高与其实用性的推广，我们推测这项无创性技术将会成为未来视网膜与脉络膜血管、解剖成像的新标准。

《临床光学相干断层扫描血流成像图谱》一书旨在为 OCT 使用者介绍临床 Angio OCT® 的用途，其关键词在于"临床"。我们希望可以提高读者在日常医疗工作中使用 Angio OCT® 的兴趣并帮助读者理解 Angio OCT® 的图片。Angio OCT® 的操作原则和发展前景由该技术的部分原始开发者亲自执笔，各临床章节由来自世界各地的知名学者撰写。本书可以指导眼科医师选择最佳的 Angio OCT® 结果并辨认图像的典型与不典型特征。

目前 Angio OCT® 的日常应用已在临床上引起了广泛的兴趣与关注，它的重要性也会与日俱增。本书可适用于对各种疾病感兴趣的广大读者。我们也希望可以满足临床上想要更多了解 Angio OCT® 的巨大需求。

Bruno Lumbroso

David Huang

Ching J Chen

Yali Jia

Marco Rispoli

André Romano

Nadia K Waheed

目录

第一部分 技术原理及解读

第二部分 疾病和病变的 Angio OCT® 研究

第三部分　Angio OCT® 的未来发展

第一部分

技术原理及解读

内容要点

1

第一章 光学相干断层扫描血流成像原理

David Huang，Yali Jia，Simon S Gao

第一节 前　　言

光学相干断层扫描(Optical Coherence Tomography，OCT)已逐渐成为眼科日常诊疗标准的一部分。它以微米级的深度分辨率提供眼前节、视网膜、视乳头的横截面及 3 维(3D)图像。结构 OCT 有助于临床医生发现和监测视网膜血管疾病液体渗出，但无法直接发现毛细血管无灌注或病理性血管增殖(新生血管)，而这两特征正是两大主要致盲眼病：年龄相关性黄斑变性和糖尿病视网膜病变的主要血管改变。与其他血管异常一样，临床上常用荧光素血管造影或吲哚菁绿(Indocyanine green，ICG)血管造影检查来发现这些变化。为克服传统结构 OCT 无法直接提供血流信息的不足，Angio OCT® 逐渐被开发出来。

第二节 光学相干断层扫描血流成像

最初，研究聚焦于多普勒 Angio OCT® 法，以期可观察及测量血流[1~6]。由于多普勒 OCT 仅对平行于 OCT 探测光束方向的血流敏感，这一特性限制了它在视网膜和脉络膜循环——主要与 OCT 光束垂直——成像中的应用。另一种方法为基于散斑的 Angio OCT®，其优于多普勒技术之处在于，它利用光斑散射随时间变化，可用相同敏感度同时探测垂直及轴向流动。基于幅度[7~9]，基于相位[10]和联合幅度相位[11]

变化的方法也已被研究。

一、分频幅去相关血流成像

分频幅去相关血流成像(Split-spectrum amplitude decorrelation angiography，SSADA)是一种基于幅度的方法，它通过测量连续横断面扫描中反射 OCT 信号幅度的变化来检测血管腔中的运动。去相关是一种可以量化变异值的数学函数，只要信号强度超过光学或电子噪声，它便可以免受平均信号强度影响。SSADA 的新颖之处在于如何增强 OCT 信号的血流探测能力，并排除轴向整体运动引起的噪声。值得一提的是，该算法将 OCT 图像分解成不同的频谱带，从而增加了可用图像幅数。每幅新的图像都有着较低的轴向分辨率，从而降低了对球后血流搏动引起的轴向眼动的敏感性。这种较低的分辨率也增加了相干范围，来自血细胞等运动颗粒的反射信号可与邻近结构发生干涉，进而增强散斑对比度。另外，每一频谱带都包含不同的散斑模式及独立的血流信息。当来自多个频谱带的频谱去相关图像被整合后，血流信号就会增强。与全频谱带幅度法(Full-Spectrum amplitude method)相比，SSADA 应用 4 倍分频的频谱带，将信噪比(Signal-noise-ratio，SNR)提升了 2 倍，相当于将扫描时间缩短至 1/4[12]。最新的 SSADA 工具甚至使用多于 4 倍的分频来进一步提高信噪比或血流探测。正如使用商用 70kHz、840nm 的频域 OCT 收集到的黄斑血流 *en face* 血流成像图所示(见图 1.1A-H)，SSADA 展示了清晰、连续的微血管网络，和较少噪声的中心凹无血管区(Foveal avascular zone,FAZ)。

　　由于 Angio OCT® 可产生 3D 数据,分层及 en face 图提供的血流信息有助于减少信息复杂度,并可重现传统的基于染色剂的血流成像图。如图 1.1,视网膜血流成像图(图 1.1B-D)显示了位于内界膜和外丛状层间的去相关血流信息。横断面扫描、结构 OCT 图像(图 1.1E)的分层方式可直接用于 Angio OCT® 图(图

1.1F,G)。En face 血流成像图可通过投射每个分段深度内横断面的最大去相关血流值而产生,显示了分层的组织层面内血管腔内最快的血流。在健康眼中,视网膜血流成像图显示了 FAZ 周围的血管网络。此外,可对视网膜、脉络膜行更精细的分层,可以提供更多血管病变的诊断参数。这将在第二章内进行讨论。

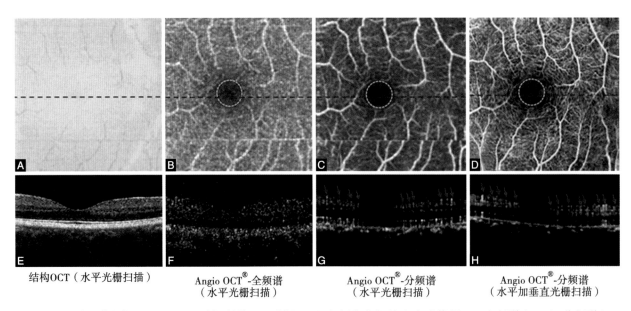

结构OCT(水平光栅扫描)　　Angio OCT®-全频谱(水平光栅扫描)　　Angio OCT®-分频谱(水平光栅扫描)　　Angio OCT®-分频谱(水平加垂直光栅扫描)

图 1.1A-H:对比黄斑部(3mm×3mm 区域)结构 OCT 图(A,E)和幅度去相关血流成像图——全频谱(B,F),分频谱(C,G),分频谱并取水平+垂直光栅扫描均值 3D 重建后(D,H)。对比全频谱算法(B),应用 SSADA 算法后,视网膜血流循环的 En face 最大去相关投射图中 FAZ(绿色虚线内)噪声更少,中心凹旁的微血管网络更连续(C)。相比标准算法(F),使用 SSADA 算法(G)的横断面血流成像图(经过 B,C 图中红色虚线区域扫描)显示出更清晰的视网膜血管轮廓(图 G 中红色箭头所指)和更少的噪声。快速扫描运动引起的伪影显示为水平的伪线(B,C)。图中显示的或其他运动伪影可通过 3D 重建算法所进行的水平(X-fast)和垂直光栅扫描(Y-fast)来移除。该算法合并了水平(X-fast)和垂直(Y-fast)扫描,绘制一幅融合后的 3D Angio OCT® 图。图像显示了连续的、无伪影的微血管网络(D)。两幅平均化的正交扫描也可去除运动导致的模糊并进一步提高信噪比,并可显示更多的视网膜小血管(图 D 中的微血管网络,图 H 中的红色箭头)

去相关和流速的关联

　　为明确 SSADA 算法生成的去相关血流信号如何与血流速度相关,研究者进行了一项仿体实验[13]。实验显示 SSADA 对轴向和横断面方向血流均敏感,在轴向上敏感度稍高。临床视网膜成像时,OCT 光束几乎与血管垂直,可以认为 SSADA 信号不受光束入射角轻微变异的影响。此外,在一定范围内,血流速率与去相关值成线性相关,所以更高的去相关值意味着更快的血流速率,相关范围与 SSADA 测量的时间段有关。当使用 70kHz 的频域 OCT 系统,每次 B 型横断扫描包含超过 200 次 A 型扫描时,即使最慢如毛细血管水平的流速(据估算流速为 0.4～3mm/s[14,15]),SSADA 也应当是敏感的。在更快流速的大血管,SSADA 信号值可达到最大值(饱和值)。

二、与荧光素血管造影及吲哚菁绿血管造影的对比

　　相比于作为视网膜血管成像金标准的荧光素血管造影与吲哚菁绿血管造影,Angio OCT® 有诸多的优势与不同。SSADA 数据采集可在几秒钟内完成且不需要静脉注射,而荧光素血管造影与吲哚菁绿血管造影则需要在数分钟内采集多幅图像,并可引起恶心、呕吐及过敏性反应(尽管较少见)[16]。Angio OCT® 的快速和无创性使随访检查可以更频繁。

　　荧光素血管造影中的荧光素渗漏是新生血管、微血管瘤等重要血管异常的标志。Angio OCT® 不使用染色剂,所以无法评估渗漏情况。Angio OCT® 通过其他基于深度和血管形态的方法发现血管异常。脉络膜新生血管具有独特的血管形态,位于视网膜色素上皮

层(Retina pigment epithelium,RPE)上(2型)或Bruch膜与色素上皮层间(1型)。由于Angio OCT®中不存在色素渗漏或着染,毛细血管无灌注区与新生血管的边界和范围可更精确地测量。结构OCT图像中呈现的层间或视网膜下积液,可能提供类似于液体渗漏的信息。因此,虽然Angio OCT®具有无法观察渗漏的局限性,但它可通过其他探测血管异常的方法予以弥补。进一步讲,传统血管造影为2D成像,故难以分辨不同层面的血管异常,而Angio OCT®的3D特性可分别就视网膜和脉络膜循环异常进行判断。

三、Angio OCT®的局限性

Angio OCT®存在着一些局限性。第一,血流投射伪影增加了深层血管床的*en face*血流成像图解读的难度。表浅血管层的波动阴影投射的伪影,引起深处高反射层面OCT强度的变异。视网膜循环血流投射伪影在明亮的RPE上清晰可见。这种伪影可通过软件处理去除。来自视网膜血流的投射相对较弱,故可有效从深层去除。然而,脉络膜毛细血管近乎融合,其投射和伪影作用较难以从深层脉络膜除去。第二点局限是由于快速血流(尤其是轴向血流)引起的干涉性边缘洗脱效应导致结构OCT和大血管血流信号减弱[17]。这意味着视盘处的视网膜中央血管和深层脉络膜的大血管不能被SSADA探及。第三,Angio OCT®扫描范围相对较小(3mm×3mm至6mm×6mm)。更大范围的高质量血流成像图需要更高速的OCT系统才能得到,但目前尚无商用机型[18]。最后,由于观察

Angio OCT®在解剖层面的*en face*图像时可最好判定病情,因此临床应用需要准确的分层软件,还需要后期处理软件用以减少运动和投射伪影。对这些复杂算法的需求意味着Angio OCT®技术在不久的将来还有很大的提升空间。

第三节　扫频光源和频域 OCT 的比较

SSADA算法最初应用于一台定制的100kHz、1050nm波长的扫频光源OCT系统。为取得高质量血流成像图(见图1.2A),每个位置需行8次连续横断面扫描。扫描模式为单个位置200次横断面扫描,每次横断面扫描包括200次轴向扫描。因此总的血管造影扫描模式包含200×200个横断面上的点,3.5秒内可采集200×200×8次轴向扫描。

内置SSADA算法的商用版本使用了一台70kHz、840nm波长的频域OCT系统(RTVue XR Avanti,Optovue,Inc,Fremont,CA)。尽管该系统每秒采集的轴向扫描数较少,它却能在较短时间(2.9秒)内获得包含更多横截面位点(304×304,见图1.2B)的高质量血流成像图。这一优势得益于频域OCT系统较低的去相关噪声,其在同一位置仅需2幅连续的横断面扫描,便可计算得出一幅可信的去相关图像。因为更高的横截面扫描密度和更短波长产生的高分辨率,所以Avanti产品所扫描得到的图像,较扫频OCT原型机拥有更好的清晰度和分辨率(图1.2C和D)。

扫频OCT

频域OCT

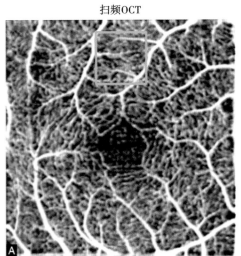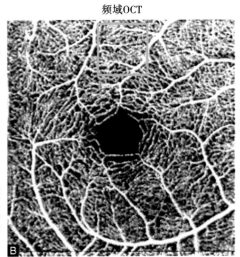

图1.2A-B:对比黄斑部(3mm×3mm区域)血流成像图:100kHz的扫频光源OCT系统(A)和70kHz的频域OCT系统(B)

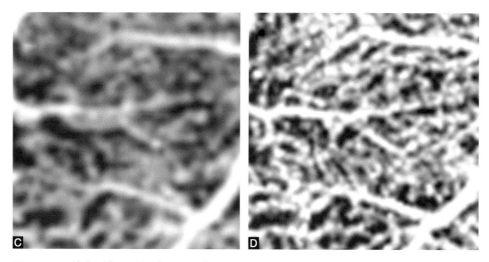

图 1. 2C-D：放大图像显示频域 OCT 系统（D）较扫频光源 OCT 系统（C），能更好地显示毛细血管细节

（王勤美　译）

参考文献

1. Wang RK, et al. Three dimensional optical angiography. Opt Express. 2007;15:4083-97.

2. Grulkowski I, et al. Scanning protocols dedicated to smart velocity ranging in Spectral OCT. Opt Express. 2009;17:23736-54.

3. Yu L, Chen Z. Doppler variance imaging for three-dimensional retina and choroid angiography. J Biomed Opt. 2010;15:016029.

4. Makita S, Jaillon F, Yamanari M, Miura M, Yasuno Y. Comprehensive in vivo micro-vascular imaging of the human eye by dual-beam-scan Doppler optical coherence angiography. Optics Express. 2011;19:1271-83.

5. Zotter S, et al. Visualization of microvasculature by dual-beam phase-resolved Doppler optical coherence tomography. Optics Express. 2011; 19:1217-27.

6. Braaf B, Vermeer KA, Vienola KV, de Boer JF. Angiography of the retina and the choroid with phase-resolved OCT using interval-optimized backstitched B-scans. Optics Express. 2012;20:20516-34.

7. Mariampillai A, et al. Speckle variance detection of microvasculature using swept-source optical coherence tomography. Opt Lett. 2008;33: 1530-2.

8. Motaghiannezam R, Fraser S. Logarithmic intensity and speckle-based motion contrast methods for human retinal vasculature visualization using swept source optical coherence tomography. Biomed. Opt Express. 2012;3:503-21.

9. Enfield J, Jonathan E, Leahy M. In vivo imaging of the microcirculation of the volar forearm using correlation mapping optical coherence tomography (cmOCT). Biomed. Opt Express. 2011;2:1184-93.

10. Fingler J, Zawadzki RJ, Werner JS, Schwartz D, Fraser SE. Volumetric microvascular imaging of human retina using optical coherence tomography with a novel motion contrast technique. Opt Express. 2009; 17:22190-200.

11. Liu G, Lin AJ, Tromberg BJ, Chen Z. A comparison of Doppler optical coherence tomography methods. Biomed. Opt Express. 2012;3:2669-80.

12. Jia Y, et al. Split-spectrum amplitude-decorrelation angiography with optical coherence tomography. Opt Express. 2012;20:4710-25.

13. Tokayer J, Jia Y, Dhalla AH, Huang D. Blood flow velocity quantification using split-spectrum amplitude-decorrelation angiography with optical coherence tomography. Biomed Opt Express. 2013;4:1909-24, doi:10.1364/BOE.4.001909 193860 [pii].

14. Riva CE, Petrig B. Blue field entoptic phenomenon and blood velocity in the retinal capillaries. J Opt Soc Am. 1980;70:1234-8.

15. Tam J, Tiruveedhula P, Roorda A. Characterization of single-file flow through human retinal parafoveal capillaries using an adaptive optics scanning laser ophthalmoscope. Biomed Opt Express. 2011;2:781-93, doi:10.1364/BOE.2.000781.

16. Lopez-Saez M, et al. Fluorescein-induced allergic reaction. Annals of Allergy, Asthma and Immunology. 1998;81:428-30 .

17. Hendargo HC, McNabb RP, Dhalla AH, Shepherd N, Izatt JA. Doppler velocity detection limitations in spectrometer-based versus swept-source optical coherence tomography. Biomedical Optics Express. 2011;2:2175-88.

18. Blatter C, et al. Ultrahigh-speed non-invasive widefield angiography. BIOMEDO. 2012;17:0705051-3.

2

第二章　Angio OCT® 的解读

David Huang,Yali Jia,Simon S Gao

本章节所提到的 Angio OCT® 是应用 SSADA 在扫频光源 OCT 或在商用频域 OCT 系统(RTVue-XR Avanti,Optovue,Inc,Fremont,CA)上执行的。但是这些原理通常也适用于其他类型的 Angio OCT®。

第一节　解剖参考平面和血流成像剖片

Angio OCT® 所产生的 3D 血流数据需要通过分层来优化评估异常表现,计算机将 OCT 图像分层提供了参考平面或曲面。合适的组织层或剖片被定义成这些相关的参考平面。这些有用的参考平面包括:内界膜(ILM),内丛状层的外界(IPL),外丛状层的外界(OPL)和 Bruch 膜(BM)。在扫描正常眼中,自动化算法能够很好地识别这些参考平面。然而,在视网膜结构异常的情况下,有可能需要手动校正或调整参考平面。

Angio OCT® 断层图将颜色编码的去相关或血流信号重叠在灰阶反射信号之上(图 2.1A)。应用此技术,可同时呈现血流和视网膜结构信息。这有助于提供异常病变深度的详细信息,如视网膜或脉络膜新生血管。

Angio OCT® 的 *en face* 图像有助于临床医师识别血管形态以及各种异常血管表现。*en face* 血流成像图是通过整合环绕相关解剖层(剖片)深度范围内的血流信息所产生的,通常是采用最大或者平均去相关血流值。这个投射过程就是将 3D 的血流成像转变为更

容易理解的 2D 图像。使用内界膜层,内丛状层的外界,外丛状层的外界,视网膜色素上皮和 Bruch 膜,可以直观显示以下结构:

- 玻璃体——通常是无血管的(ILM 上面)
- 表浅视网膜血管丛——内层视网膜的表浅部分(ILM 到 IPL 的外界)
- 深层视网膜血管丛——内层视网膜的深层部分(IPL 的外界到 OPL 的外界)
- 内层视网膜——包括表浅的视网膜血管丛和深的视网膜血管丛(ILM 到 OPL 的外界)
- 外层视网膜——通常是无血管的(OPL 的外界到 RPE)
- 脉络膜毛细血管层——通常是汇合的附近(BM 下面 $10 \sim 20 \mu m$)
- 深层脉络膜——更大的脉络膜血管(BM20μm 以下)
- 脉络膜——由脉络膜毛细血管层和深层脉络膜组成
- 自定义——使用者定义的最能突显出血管病理的剖片

正常眼中,内界膜上方的 *en face* OCT 血流成像图显示的是正常无血管的玻璃体(图 2.1B)。内层视网膜显示的是表浅血管丛的较大血管(图 2.1C)、深层血管丛的细毛细血管网(图 2.1D),以及无血流的中心凹无血管区(FAZ)。外层视网膜应该是无血管的,但是可以看见从内层视网膜血流投射的伪影(图 2.1E)。视网膜血管的血流闪烁投射产生伪影,引起下层的

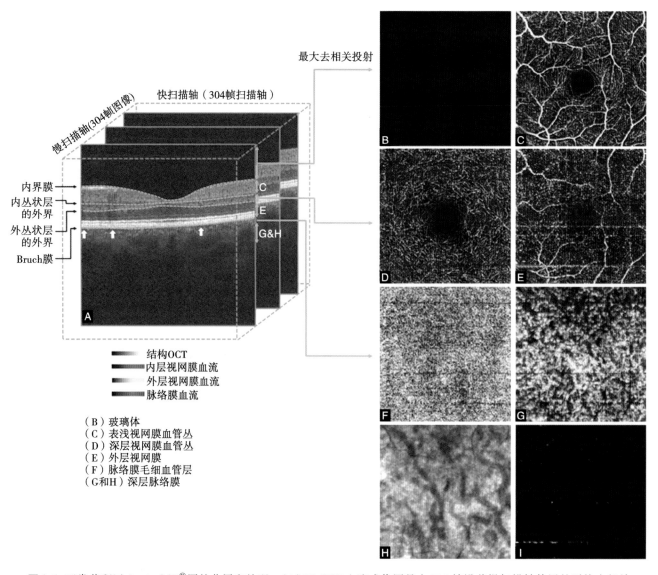

图 2.1：正常黄斑区 Angio OCT® 图的分层和处理。(A)3D OCT 血流成像图是由 304 帧沿着慢扫描轴伸展的平均去相关横断面组成。每一帧图像都经过 SSADA 计算。血流图像在三个轴位上跨度为 3mm。横截面血流成像图显示内层视网膜上的血管(紫色)投射到明亮的光感受器层和 RPE 层(白色箭头处)。图像处理软件沿着内界膜(ILM)，内丛状层的外界(IPL)，外丛状层的外界(OPL)和 Bruch 膜(BM)(绿色的虚线)将玻璃体，内层视网膜，外层视网膜和脉络膜层分开。六个分层血流体积分别被投射。投射方法是在分层深度范围内为每个横断面找到最大的去相关值，代表该分层组织层血管腔内最快的血流。(B)玻璃体血流成像显示无血流。(C)浅层的内层视网膜血流成像图显示的是直径大约 0.6mm 的小的 FAZ 周围的正常视网膜循环。(D)深层的内层视网膜血流成像图显示的是深层视网膜血管丛的网状结构。(E)外层视网膜层面显示的是由内层视网膜血管血流投射到 RPE 上的伪影。(F)脉络膜毛细血管层血流成像图。(G)较深层的脉络膜血流成像图。(H)较深层的脉络膜 *en face* 结构 OCT。(I)用后处理法移除投射伪影后的外层视网膜血流成像图

OCT 信号波动，被 Angio OCT® 误认为是血流。基于振幅/数量级/强度、基于相位和基于复合振幅的 Angio OCT® 都易受到类似的血流投射伪影影响。这个阴影波动在高反射层如视网膜色素上皮层最明显，形成一个复制视网膜血液循环的形态(图 2.1E)。血流投射伪影可以被后处理软件抑制(图 2.1I)。脉络膜毛细血管层显示的是附近血流的汇合(图 2.1F)。尽管在脉络膜毛细血管层存在着视网膜血管的伪影投射，但是不易被注意到。这是因为在脉络膜上的伪影被上面覆盖的视网膜色素上皮层所分散，且弱于占主导性的脉络膜毛细血管循环信号。脉络膜毛细血管层的小叶结构在黄斑部的密度非常高，并且超越了有限的横向空间分辨率，所以难以识别。黄斑部以外的粗小叶可以被识别。深层脉络膜血流成像图显示的较大的血管，由于受到血流投射，遮蔽，和相干条纹洗脱伪影的影响，这些图像难以解读。干涉条纹洗脱现象的发生

是因为在 OCT 系统中高流速(尤其是轴向成分)将干涉信号相位与摄像头或光电探测器积分时间相混合。遮蔽和条纹洗脱使得下方的 OCT 信号强度减弱,低于分频幅去相关血流成像的需要。因此,部分或全部的脉络膜大血管在 en face Angio OCT®(图 2.1G)和结构 OCT(图 2.1H)上呈现黑色。

第二节　AngioVue 默认分层

AngioVue(Optovue,Inc,Fremont,CA)是目前唯一商用的 Angio OCT® 软件。该系统基于高速(频率为 70kHZ/秒的轴向扫描)的 OCT 系统(RTVue XR Avanti)。这个软件用 SSADA 技术探测血流,并应用"运动矫正技术"(MCT)消除运动伪影。AngioVue 提供一个默认的血流成像显示方案,定义一套能够被目前的软件可靠分层的简化的参考平面 en face 血流成像剖片。这些分层包括 ILM,IPL 的外界和"RPE 参考平面"(是 RPE 下并且接近 Bruch 膜位置的最佳表面)。为了 AngioVue 使用者的便利,提供 4 个默认的 en face 剖片定义:

- 浅层视网膜毛细血管丛——内界膜下方 3μm 到内丛状层下方 15μm
- 深层视网膜毛细血管丛——内丛状层下方 15μm 到 70μm
- 外层视网膜——内丛状层下方 70μm 到 RPE 下方 30μm
- 脉络膜毛细血管——RPE 下方 30μm 到 60μm

为了探测病变,这些剖片被 AngioVue 软件的自动化分层法优化,因此与上一节概述的理想分界略有不同。自动化分层参考平面可以手动矫正,剖片边界偏

移也可以相对于参考平面进行调整,使用者可以变动剖片来突出一些异常状态。AngioVue 外层视网膜剖片可以抑制覆盖在 RPE 上的视网膜血管的血流投射伪影,这可以通过"消除伪影"复选框开启或关闭。抑制伪影有利于更清晰地观察脉络膜新生血管(CNV),下文详细解释这一作用。

第三节　识别血流投射伪影和非血管血流信号

血流投射伪影图像是由于内层的视网膜大血管血液流动形成的波动阴影造成的,引起较深层的 OCT 信号变化。同理,在 Bruch 膜上方的 CNV 成分可以投射到下方的脉络膜层。变化信号可以被去相关法检测到,与真正的血流信号相混淆。临床医生可以通过以下方法识别血流投射伪影:伪影是在横断面的 OCT 扫描血流成像中形成的垂直条纹(图 2.1A)以及浅层的血管形态重复在较深层上(比较图 2.1E 与图 2.1C)。特别重要的是在探测 CNV 时不要被伪影所迷惑。RPE 是视网膜血流投射的主要投射面。外层的视网膜层面上产生一个明显的血流投射伪影,可以用 AngioVue 软件中的投射伪影抑制法减弱(图 2.2)。该方法仍留下残余的血流信号,是非血管来源的。这种非血管的血流信号在高度分散的组织中最容易被察觉到(如 RPE)。这种伪影不具有 CNV 的特征性表现,本章节的下个部分将详细表述。比如干性年龄相关黄斑变性(AMD)例子,在经过消除伪影处理的外层视网膜及脉络膜毛细血管剖片中因缺乏特征性的新生血管形态而排除 CNV。

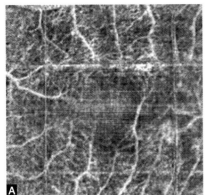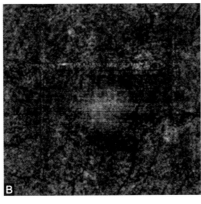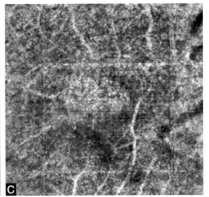

图 2.2A-C:干性年龄相关性黄斑变性眼的 AngioVue Angio OCT®。(A)外层视网膜 en face Angio OCT® 图显示的是其上方视网膜致密的血流投射。(B)在应用投射伪影去除法后外层视网膜 en face Angio OCT® 图显示的是残留的非血流的信号。因为没有任何明显的血管形态,它们可被识别为伪影。(C)脉络膜毛细血管层的 en face Angio OCT® 图未显示任何 CNV 形态

第四节　血流指数和血管密度的量化

SSADA 可以对区域血液流动进行量化。血流指数和血管密度可以从 en face 最大的投射血流图上确定。血流指数在选定的区域以平均去相关值(流速相关)计算,血管密度在选定的区域以血管和微血管系统所占据面积的百分比来计算。

一、典 型 区 域

扫描黄斑部,近中心凹和(或)旁中心凹的血流指数和血管密度通常可以确定。近中心凹被定义为以中心凹无血管区为中心的内径 0.6mm 和外径 2.5mm 的环形区域(图 2.3),旁中心凹被定义为从近中心凹的边缘延伸到外径 5.5mm 的环形区域。图 2.3B 显示了正常眼的 6mm×6mm 范围的黄斑区视网膜血流成像图中的分区。

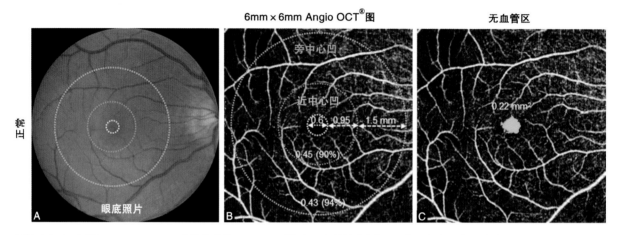

图 2.3A-C:应用 RTVue-XR OCT 系统获得的 Angio OCT® 对正常眼的内层视网膜血流的量化。白色虚线圈:正常的中心凹无血管区(FAZ,直径 0.6mm 的白色虚线圈)。白色和蓝色虚线圈之间区域:近中心凹区。蓝色和绿色虚线圈之间区域:旁中心凹区。(A)眼底照片。(B)内层视网膜 6mm×6mm 的 en face Angio OCT® 图。用自定义软件计算近中心凹和旁中心凹视网膜血流指数(血管密度)。(C)自定义软件,将正常眼的 FAZ 定义为图上 0.22mm² 的无血管区(蓝色)

扫描视乳头时,视乳头旁的视网膜血流指数和血管密度通常可以确定。视乳头旁被定义为从视乳头边界延伸向外的椭圆形区域。

第五节　Angio OCT® 上病理表现的介绍

在 Angio OCT® 中,病理表现为正常的血管层的血流消失或减弱,或者正常无血管区出现异常的血管。

一、毛细血管消退的检测和无灌注区测量

Angio OCT® 可观察到毛细血管消退的区域。正常眼中(图 2.3),除了中心凹无血管区的毛细血管缺失外,其余区域视网膜毛细血管网是密集的。在增殖期糖尿病视网膜病变的眼中(图 2.4),中心凹无血管区以外的无灌注区可以通过自定义的软件来测量。

二、视网膜新生血管的检测

视网膜新生血管的发展意味着进展到增殖期糖尿病视网膜病变。视网膜新生血管(RNV)的识别是可以指导关于全视网膜光凝的治疗决策,全视网膜光凝已被证明可以降低由 RNV 引起的视力丧失风险[2]。Angio OCT® 可以用来分辨视网膜内微血管异常或 RNV,前者主要发生在视网膜血管的相同平面,而后者在 ILM 之前(图 2.4)。RNV 的程度和活动性都可通过血流指数和血管面积进行量化。目前商用的 AngioVue 软件没有一个默认的玻璃体剖片,但是使用者可以通过手动将表浅的视网膜层面向上移位来获得这个视图。

三、脉络膜新生血管的检测

脉络膜新生血管(CNV)是年龄相关性黄斑变性的主要病理特征,由来自脉络膜毛细血管层的异常生长的血管构成。CNV 穿透 Bruch 膜到达 RPE 下和视网膜下的空间,随后的渗出和出血损伤视网膜组织,导

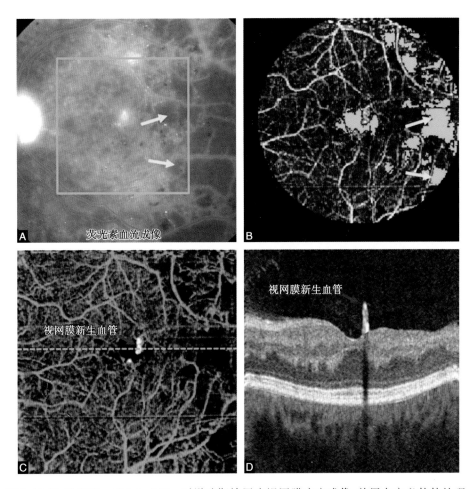

图 2. 4A-D:用 RTVue-XR AngioVue 对增殖期糖尿病视网膜病变成像,并用自定义软件处理。(A)荧光素造影晚期图像上显示大量的微动脉瘤,中心凹的高荧光以及颞侧低荧光(黄色箭头)。Angio OCT® 图上绿色方框显示 6mm×6mm 区域。(B)使用自定义软件识别在内层视网膜 *en face* Angio OCT®图上的无血管区域(蓝色)。(C)在视网膜血管的背景下(紫色),合成的 *en face* Angio OCT®图显示内界膜(ILM)上的视网膜新生血管(RNV,黄色)血流信号。(D)内界膜上方视网膜新生血管(黄色)的横断面 Angio OCT®图。内层视网膜血流是紫色的;脉络膜血流是红色的

致视力的丧失[3]。根据适当的分层检测将 CNV 血管分为 1 型或 2 型。用 Optovue 的 AngioVue 软件展示以下病例。

1 型 CNV 的病例中(图 2.5),RPE 上的外层视网膜剖片未见到 CNV,而 RPE 下的剖片见到 CNV。因为 1 型 CNV 在 RPE 下,很好的投射在脉络膜的剖片上,故能被脉络膜剖片显示。然而,在 *en face* Angio OCT®脉络膜毛细血管剖片内观察到的 CNV 血管网包括在 Bruch 膜上的血流成分以及在 Bruch 膜下自身真实的脉络膜成分。

2 型 CNV 的一个病例中(图 2.6),异常的血管在默认的 AngioVue 外层视网膜剖片上清晰地被观察到。为了确定在 RPE 上方是否有 CNV 的成分,有必要将 RPE 剖片的下边界进行移动,看看 CNV 能否被观察

到。在这个病例中,CNV 的主要异常结构在 RPE 上也可见,因此证实为 2 型 CNV。因为没有使用伪影消除法进行过滤处理,CNV 在脉络膜层面上更明亮。但是 CNV 的形态在内层视网膜和脉络膜层面上是相同的,意味着脉络膜上的 CNV 主要来自 Bruch 膜上 CNV 的投射,而不是 Bruch 膜下的大脉络膜新生血管成分。此外,在 1 型(图 2.5)和 2 型(图 2.6)CNV 的病例中,一个黑色区域包裹在脉络膜剖片 CNV 的周围。这个共同的表现可能提示 CNV 区域的脉络膜缺损。

视网膜血流投射在外层视网膜层面上使得鉴别 CNV 存在困难,彩色合成图像可以用来帮助 CNV 的识别(图 2.7)[4]。在这个病例中,一个合成的 *en face* 血流成像图(图 2.7H)中用紫色表示浅层视网膜循环

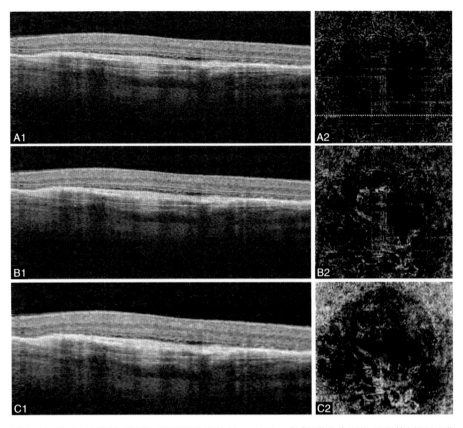

图 2.5A-C:(A1)横断面结构 OCT 图显示的是 AngioVue 软件默认分层定义的外层视网膜
层面的上(绿色)下(红色)界。它包含 RPE 及其上方。(A2)显示的与(A1)相对的外层
视网膜层面 *en face* 血流图像上无 CNV 信号。蓝色虚线显示的是(A1)位置。(B1)将相
同结构图像层面的下界向下移动 100μm 到达 Bruch 膜水平;(B2)其血流成像图结果显示
1 型 CNV 的存在。AngioVue 软件从外层视网膜层面的血流图像上将血流投射伪影消除。
(C1)横断面结构 OCT 显示的是手动调整后 RPE 参考面下的 30~60μm 厚的脉络膜层面。
(C2)脉络膜层的 *en face* Angio OCT® 图很好地显示了 CNV

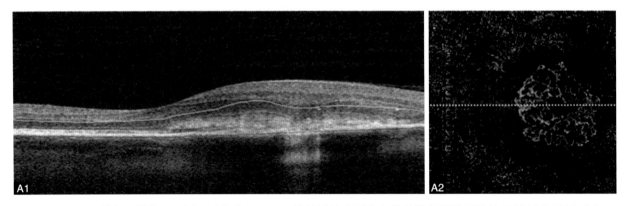

图 2.6A:(A1)横断面结构 OCT 图显示的是 AngioVue 软件默认分层定义的外层视网膜剖片的上(绿色)下(红色)
界。(A2)外层视网膜层面 *en face* 血流成像图显示 CNV 的存在。蓝色虚线显示的是(A1)位置

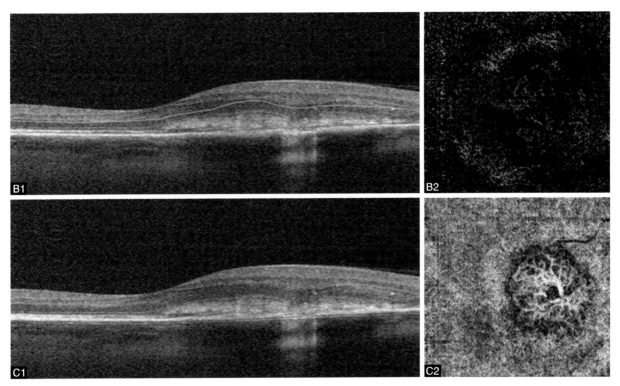

图 2.6B-C:(B1)与 A1 相同的结构 OCT 图像,但是外层视网膜的下界上调至 RPE 上 47μm(B2)其血流成像图显示 CNV 位于 RPE 上方。AngioVue 软件从外层视网膜层面的血流图像上将血流投射伪影消除。(C1)横断面结构 OCT 显示的是 RPE 下的 30~60μm 厚的脉络膜层面。(C2)脉络膜层面的 *en face* Angio OCT® 图清晰地显示了 CNV

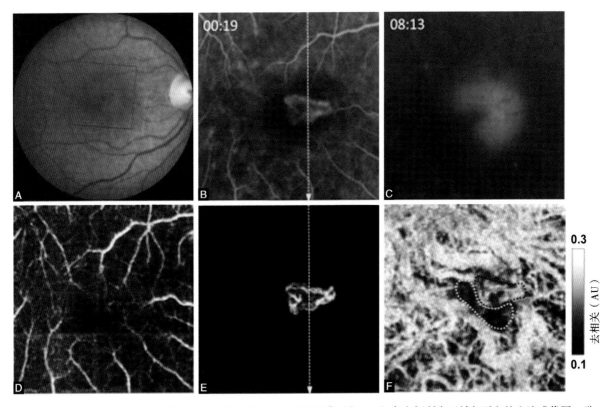

图 2.7A-F:1 型 CNV 的 AMD 患者。(A)彩色眼底照片显示视网膜下出血。红色方框所在区域与下方的血流成像图一致;(B)早期的荧光素血管造影(FA);(C)晚期的荧光素血管造影;(D)内层视网膜 *en face* Angio OCT® 图。(E)外层视网膜 *en face* 血流成像图显示 CNV 的存在。黄色虚线代表在(G)图中 OCT 横断面位置。黄色箭头表示从上到下的方向;(F)脉络膜 *en face* 血流成像图直接显示 CNV 下方的斑片样血流(蓝色虚线范围)以及邻近区域减弱的血流(绿色虚线范围)

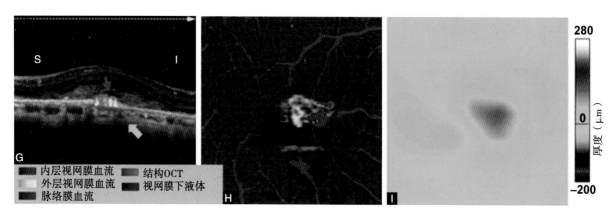

图 2.7G-I:(G)横断面彩色 Angio OCT®图显示的 CNV(黄色)主要在视网膜色素上皮(RPE)下方。蓝色箭头显示视网膜下积液的位置。绿色箭头相当于在(F)图中的绿色虚线区域显示的 CNV 旁减弱的局灶性脉络膜血流。I=下方;S=上方;(H)合成的 *en face* Angio OCT®图显示大部分的视网膜下积液(深蓝色)位于 CNV 下方;(I)视网膜厚度偏差图显示 CNV 上的视网膜增厚。来自参考文献 4

(图 2.7D),用黄色表示外层视网膜血流(图 2.7E),用蓝色显示表示视网膜下液。用立体血流图显示合成的图像信息的优点在于,紫色的视网膜循环会掩盖投射到外层视网膜上的血流伪影。另外,浅层视网膜毛细血管也可作为识别 CNV 的位置标记。

(王勤美　译)

参考文献

1. Hendargo HC, McNabb RP, Dhalla AH, Shepherd N, Izatt JA. Doppler velocity detection limitations in spectrometer-based versus swept-source optical coherence tomography. Biomedical Optics Express. 2011;2: 2175-88.

2. Group DRSR. Photocoagulation treatment of proliferative diabetic retinopathy: Clinical application of diabetic retinopathy study (DRS) findings, DRS report number 8. Ophthalmology. 1981;88:583-600.

3. Ambati J, Ambati BK, Yoo SH, Lanchulev S, Adamis AP. Age-related macular degeneration: Etiology, pathogenesis, and therapeutic strategies. Survey of Ophthalmology. 2003;48:257-293, doi:10.1016/s0039-6257(03)00030-4.

4. Jia Y, et al. Quantitative optical coherence tomography angiography of choroidal neovascularization in age-related macular degeneration. Ophthalmology. 2014;121:1435-44. doi:10.1016/j.ophtha.2014.01.034 S0161-6420(14)00104-3 [pii].

3

第三章　光学相干断层扫描血流成像——专业术语

David Huang，Yali Jia，Simon S Gao

第一节　光学相干断层扫描结构成像

结构成像是光学相干断层扫描成像（Optical Coherence tomograhy，OCT）系统的常规应用。在 OCT 结构成像中，代表组织反射率的信号强度以灰阶或伪彩色表示，可提供眼部微米级分辨率的结构信息。

一、反　射　率

反射率是组织结构的一种属性，影响组织样本的反向散射量或反射量。它主要由组织微结构中的折射率差异引起。除反射率外，由于组织散射和吸收引起的光衰减也会影响 OCT 探测到的光量。

二、信号强度/信号幅度

信号强度和信号幅度均代表 OCT 系统探测到的光量。其中，信号强度与组织样本反射光能力有关，而光场幅度/强度与信号强度平方根相关。例如，视网膜色素上皮层（Retinal Pigment Epithelium，RPE）相比相邻组织反射更强，因此，它产生的 OCT 信号更强，在 OCT 结构图像中也表现更亮。

第二节　光学相干断层扫描血流成像

Angio OCT® 指用于显示组织中血管形态的一系列技术。起初这项技术只是多普勒 OCT 技术的一项衍生物，只可用于探测轴向血流信号；而最近实现了通过对散斑幅度和/或相位变化的评估从而探测横向及轴向血流信号。

一、振幅/幅度/强度变化

幅度变化是指通过测量信号幅度（亦即信号光度），信号强度或去相关等方法得出 OCT 信号随时间的变化情况，从而探测出运动或流动。

二、相　位　变　化

相位变化是应用不同时相的 OCT 信号变化情况作为探测血流信号的方法。

三、分频幅去相关血流成像

分频幅去相关血流成像（Split-spectrum amplitude-decorrelation angiography，SSADA）是一种高效算法，通过从散斑变化中最大化提取血流状态增强血流探测的信噪比。SSADA 算法将 OCT 频谱分离，从而使可用图像帧数增多，且降低源于轴向整体运动的噪声。

四、振幅去相关/血流信号

去相关是一种量化 OCT 信号幅度变化的方法，该方法不受平均信号强度影响。去相关值的范围为从 0（无变化）到 1（最大变化）。更高的去相关值意味着更高的血流速度（直到某个上限）。SSADA 可探测最慢流速称为灵敏度极限，相应可探测最快流速称为饱

15

和度极限——如超过该限值,去相关值将不再增加。在灵敏度极限与饱和极限之间的范围,去相关值与血流速度呈线性相关。由于该线性相关性,在 Angio OCT®中,去相关值也被称作血流信号。

五、AngioVue

AngioVue™是一款由 Optovue 公司研发的,搭载在 RTVue-XR Avanti 频域 OCT 上,用于运行 Angio OCT®的软件。AngioVue 结合了 SSADA 算法(用于探测血流)与正交三维图像配准技术,来降低图像运动误差。

第三节　光学相干断层扫描血流成像图形分析

一、图 像 分 层

Angio OCT®提供了血流容量信息,为快速鉴别和解读病理性血管结构,需要对重要的解剖结构进行分层。图像分层在 OCT 结构成像中较为常见,重要的解剖层次包括内界膜(Inner limiting membrane, ILM),内丛状层(Inner plexiform layer, IPL)外界,外丛状层(Outer plexiform layer, OPL)的外界,视网膜色素上皮层(RPE)及 Bruch 膜(Bruch membrane, BM)。这些层次被用来定义重要的视网膜和脉络膜层或剖片。

自动算法不能总是对解剖结构进行精确分层,这时需要手动进行校正调整。相对于较为耗时的手动追踪分层,调整自动生成的分层线高度以更好地获取目标区域的图形,这是一个更可行的选择。在这种情况下,正位移值会将分层后置,而负位移值将分层前置。

二、En face 投影

En face 投影产生二维的分层视图。En face 结构OCT 通常成像方法为:将特定深度的平均反射信号强度投影至二维层面上;而 en face 血流图为将最大或平均去相关值(血流信号)投影于二维背景。

三、剖片和切片

指用于 en face 投影的组织体积。剖片指较厚的组织层,如内/外层视网膜;而切片指较薄的组织层——只有数微米,用于检查细微结构详细信息。

四、无血管的血流信号

在 Angio OCT®中,相对于多数可测得 OCT 信号的三维像素,背景中眼球整体运动产生的伪影与特定形式的去相关值或变化值关联性更高,故通常可以去除。然而在 RPE、硬性渗出、色素沉着区、栓塞的微动脉瘤及视网膜出血等情况下,非常高的反向散射结构去相关值会高于背景。也许高度聚集的后向散射颗粒会使组织运动或重复扫描时扫描器移位,导致去相关增强。

五、血流投射伪迹

表浅血管床中血液流动可引起深层组织 OCT 信号的变化,从而导致波动性投影,称为血流投射伪迹。这种反射变化在 Angio OCT®算法中被认为是血流信号(去相关或变化)。这种伪影在深反射结构如 RPE 层面最为常见,能够在较深层面的 en face 血流图像上观察到表浅血管形态并加以识别。

六、血流指数和血管密度

血流指数通过选定范围内平均去相关值(与血流速度相关)计算得出;血管密度通过选定范围内血管所占面积百分比比例计算得出。

七、无血管区域

无血管区域是 en face 血管成像图中缺乏血流信号的重要结构(相比毛细血管间正常空隙更大)。在黄斑区的视网膜 Angio OCT®图中,中心凹无血管区(Foveal avascular zone, FAZ)显示为正常无血管区域。

八、无灌注(毛细血管消退)区域

无灌注区域指正常情况下本应存在血管的部位变为无血管区域。比如在黄斑区视网膜 Angio OCT®图中,除中心凹无血管区外的其他视网膜无血管区域均被认为是视网膜无灌注(毛细血管消退)区域。

九、新生血管区

En face Angio OCT®图中新生血管区被认为是病理性新生血管网的像素区集合。在增殖期糖尿病视网膜病变中,新生血管位于内界膜上方;而在年龄相关性黄斑变性中,新生血管位于外层视网膜(OPL 外界及 Bruch 膜外界之间区域)。

（方海珍　译）

参考文献

1. Jia Y, *et al*. Split-spectrum amplitude-decorrelation angiography with optical coherence tomography. Opt Express. 2012;20:4710-25.
2. Tokayer J, Jia Y, Dhalla AH, Huang D. Blood flow velocity quantification using split-spectrum amplitude-decorrelation angiography with optical coherence tomography. Biomed Opt Express. 2013;4:1909-24, doi:10.1364/BOE.4.001909 193860 [pii].

第四章　临床检查中 Angio OCT® 技术应用

Tony Ko, Jay Wei

第一节　AngioVue Angio OCT® 系统

由 Optovue 公司研发的 AngioVue™ 系统是目前唯一商用的 Angio OCT® 系统。该系统基于高速（频率为 7 万 HZ/秒的轴向扫描）的频域 OCT 平台（RTVue XR Avanti, Optovue Inc.）。本章节将提供如何使用此系统有效获取并评价临床 OCT 血流成像的实用技巧与信息。

第二节　操 作 原 则

利用 AngioVue 获取 Angio OCT® 图与获取传统三维 OCT 影像同样简单。在 AngioVue 的 OCT 扫描中，每个 B 型扫描由 304 个 A 型扫描构成；每个 B 型扫描在同一位置被重复两次以进行 OCT 血流成像。完整的 OCT 数据框包含 304 个 B 型扫描，故最终的 Angio OCT® 图包含 304×304 个像素点。完成整个成像过程共需要约 209 000 次 A 型扫描，包含了每次扫描束返回以开始下一组 B 型扫描的回程时间。每次 AngioVue 成像采集时间略少于 3 秒。

分频幅去相关血流成像（SSADA）算法通过流动的红细胞产生的内在运动对比来探查血流信号。在保证生成同样高质量的 Angio OCT® 图的前提下，SSADA 算法允许 B 型扫描重复次数降至需要的最低限值（2 次）。在图像资料采集过程中不由自主的眼球扫视及

固视点变化会生成运动伪迹，将对最终的 Angio OCT® 图解读产生干扰。AngioVue 系统采用一种被称为运动矫正技术（Motion correction technology, MCT）的正交的校准算法（orthogonal registration algorithm）将运动伪迹最小化。MCT 需要捕捉第二组与第一组正交垂直的影像框。在 AngioVue 系统里，第一次扫描使用水平光栅（Fast-X）扫描，第二次使用垂直光栅（Fast-Y）扫描，两次正交扫描框中的互补信息可以矫正来自眼球扫视和细小固视丢失引起的运动伪迹。

经运动矫正的 Angio OCT® 图与对应 en face 图像及 OCT 的 B 型扫描图像放置在同一界面，以便直接对 OCT 图像包含的结构及功能信息进行对比。视网膜内的自动分层生成以下 4 幅默认的 en face 展示窗，分别定义为：
- 浅层毛细血管丛——ILM 以下 3μm 至 IPL 下 15μm；
- 深层毛细血管丛——ILP 以下 15μm 至 IPL 下 70μm；
- 外层视网膜——IPL 以下 70μm 至 RPE 参考面以下 30μm；
- 脉络膜毛细血管——RPE 参考面以下 30μm 至 60μm。

AngioVue 软件允许用户交互式地改变每个 en face 展示窗的边界范围，以便将病理特征更好地呈现出来。

第三节　脉络膜深层血管

脉络膜深层大血管具有较高的血流速率，在 B 型

扫描中的特征表现为 OCT 信号的缺失。这种现象可能由 PRE 及脉络膜毛细血管引起的 OCT 信号衰减以及脉络膜深层大血管高血流速率引起的 OCT 图像的边缘洗脱效应所共同引起。因此，自脉络膜深层血管返回的 OCT 信号通常无法探测，而 Angio OCT® 一般不能用于这些层面的血流成像。实际上，深层脉络膜的血管可以用 OCT 的 *en face* 图像显示得更好。由于脉络膜深层血管通常缺失 OCT 信号，而周围的基质常具有 OCT 信号，故在 *en face* 图像中脉络膜深层血管通常显示为被明亮基质包绕的显著暗色血管图形。然而，已有报道，在地图样萎缩区域下方的脉络膜深层血管可用 Angio OCT® 观察到。可能是因为这些区域缺失的 RPE 和脉络膜毛细血管允许足够的 OCT 信号到达深层脉络膜，使得深层血管在 Angio OCT® 中显示出来。

第四节　图像采集步骤

在 Angio Retina 扫描模式中，可选扫描范围为 3mm×3mm，6mm×6mm 及 8mm×8mm；而在 Angio disc 扫描模式中，可选扫描范围为 3mm×3mm 及 4.5mm×4.5mm。由于所有可选扫描范围均由 304×304 次 A 型扫描捕获，因此，扫描范围越小，Angio OCT 图像质量越高，扫描范围越大，可覆盖的面积越宽，由此可比较不同扫描范围结果综合判断。默认模式下，为凸显视网膜血管的信号，所有的 Angio OCT® 扫描都使用玻璃体视网膜（即非深度增强成像，non-EDI）采集模式。尽管不推荐，但在需要时，也可改为视网膜脉络膜（如深度增强成像，EDI）模式。

在完成每个影像框的采集后，软件会即刻显示刚采集的 Angio OCT® 图（所有层面）。这时病人可以闭眼或眨眼以恢复泪膜。操作者需检查展示的血流成像图是否存在因为固视丢失、眼球跟随扫描线或过多的快速眼动引起的运动伪迹，在进入下一步采集图像之前判断是否有必要重复扫描过程。

在完成 Fast-X 及 Fast-Y 扫描后，软件将进行 MCT 计算来消除残存的扫视和轻微注视改变，并显示眼动矫正后的 Angio OCT® 图（所有层面）。操作者需检查最终的血流成像图中血管连接是否完好及有无明显运动伪迹（见图 4.1）。

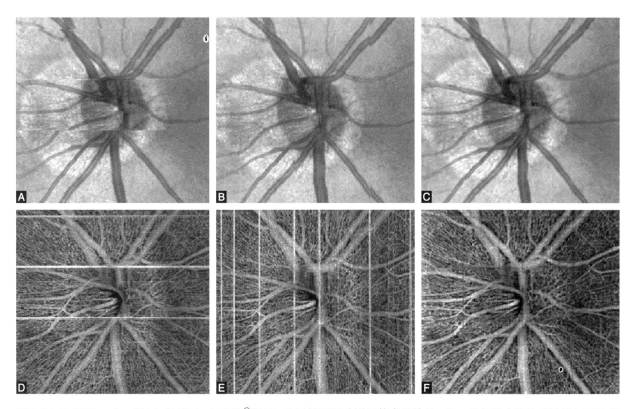

图 4.1A-F：OCT *en face* 图（A-C）和 Angio OCT® 图（D-F）展示了运动矫正技术的效果。Fast-X 扫描中的快速跳视（A,D）在 *en face* 图中显示为水平方向的血管图像中断，在 Angio OCT® 图中显示为水平的直线。Fast-Y 扫描中的快速跳视（B,E）在 *en face* 图中显示为垂直方向的血管图像中断，在 Angio OCT® 图中显示为垂直的直线。MCT 修复了 *en face* 图中血管图像中的血管中断并去除了血流成像图中的亮线（C,F）

第五节　理解运动矫正技术

对于部分病人在采集过程的 3 秒钟内出现的,非自主的快速跳视,运动矫正技术(MCT)可达到最佳矫正效果。这些快速跳视会被 SSADA 算法探测并判定为显著运动(即整个 B 型扫描的位移),并在 Angio OCT®图中显示为笔直狭窄并贯穿整个图像的亮线。MCT 可以很好地矫正少量、非自主的快速跳视(通常不超过 5 次)造成的运动伪迹。MCT 在以下情形并不能起到很好的效果,如:眨眼造成的 OCT 资料缺失(OCT 图像中的暗条带),眼球跟随扫描线(重复 A 型扫描引起的图像条纹)或固视跳跃(OCT 血流图中的斑块或重复扫描血管图像)。在进行下一步扫描前,AngioVue 软件会让操作者评估每幅 OCT 血流图的质量以发现是否存在过多的运动伪迹。

MCT 算法假定 Fast-X 及 Fast-Y 扫描框是源自同一解剖位置,所以在两次扫描中患者应尽可能注视同一位置,而且在完成两组 MCT 扫描前头部不要离开下颌托。如果患者无法有效保持固视,MCT 算法可能因为两次采集框内的解剖信息的不匹配而失败。在这种情况下,在 AngioVue 软件中可通过选择"No MCT"按钮来关闭 MCT 结果,只显示 Fast-X 的扫描结果。

第六节　识别 Angio OCT® 的伪影

Angio OCT®图是基于 OCT 工作原理的一项技术,因此,任何影响 OCT 的 B 型扫描图像的伪迹均可使 Angio OCT®图像质量受到影响。例如,玻璃体混浊可部分阻挡 OCT 光束,导致 OCT B 型扫描中呈现漂浮物后方的阴影。Angio OCT®在漂浮物存在时会因为下方 OCT 信号变弱继而 OCT 血流信号变弱而出现低灌注的表现。AngioVue 软件在展示 Angio OCT®的同时也显示 OCT en face 图像和 B 型扫描图像,用户通过结构 OCT 图像鉴别漂浮物存在与否(见图 4.2)。

血流投射伪迹在 RPE 层最强,通常由内层视网膜血管的血流波动伪影投射至 RPE 层引起。RPE 层具有高反射性,从该层反射的波动 OCT 信号常无法与真实血管信号相鉴别,故 RPE 层会复制内层视网膜血管图像。AngioVue 软件提供一种工具,通过在外层视网膜层面减去重叠的血管信号而消除血流投射伪迹(见图 4.3)。该工具可在"Remove Artifacts"复选框中开关。

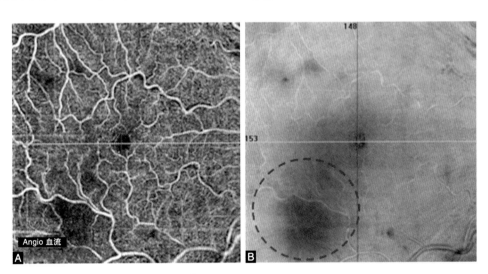

图 4.2A 和 B:6mm×6mm Angio OCT®图(A)及对应的 OCT *en face* 图(B)展示了影像框上方的漂浮物(红色虚线圆圈)。漂浮物阻挡了部分 OCT 光束并在 OCT *en face* 图中投射出暗影,造成 Angio OCT®图中出现低灌注的表现。为排除漂浮物引起的图像伪影,需仔细评估 OCT *en face* 图和 Angio OCT®图

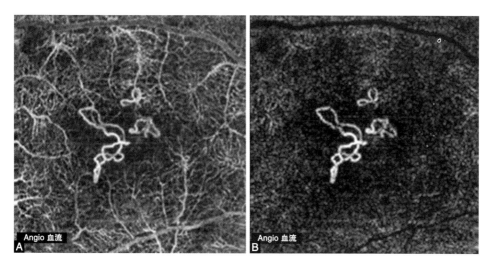

图 4.3A 和 B：外层视网膜水平的 Angio OCT® 图伴有来自内层视网膜血管的血流投射伪影（A）及消除血流投射伪影后的效果（B）。血流投射伪影的消除有助于观察外层视网膜的 CNV

（孙晓东　译）

参考文献

1.　Jia Y, Tan O, Tokayer J, et al. Split-spectrum amplitude-decorrelation angiography with optical coherence tomography. Optics Express. 2012; 20:4710.

2.　Kraus M, Liu J, et al. Quantitative 3D-OCT motion correction with tilt and illuimnation correction, robust similarity measure and regularization. Biomedical Optics Express. 2014; 5:2591.

5

第五章　OCT SSADA 血流成像在日常临床检查中的应用

Bruno Lumbroso, Marco Rispoli, Maria Cristina Savastano

Angio OCT® 在临床的应用主要可分为以下两类:

1. 内层视网膜病变如视网膜病变、后天获得性或先天性血管病变和畸形。

2. 外层视网膜及脉络膜病变,主要为脉络膜新生血管形成(CNV)。

本章的所有图片来自于商用频域光学相干断层成像设备(SD-OCT,XR Avanti "Angiovue",Optovue,Fremont,CA),成像波长为840nm。两条自动分割线可手动调至相应部位,分割线间的血流信号将被记录,并应用伪影消除功能来消除视网膜血管阴影。

第一节　内层视网膜病变

一、年龄相关性视网膜异常

在高龄人群中,视网膜深部血管丛可发生一些改变。Angio OCT® 可观察到主要的浅层视网膜血管形态正常,但深部的毛细血管丛稀疏,部分血管分支缺失。毛细血管外观呈不规则扇形(图5.1)。

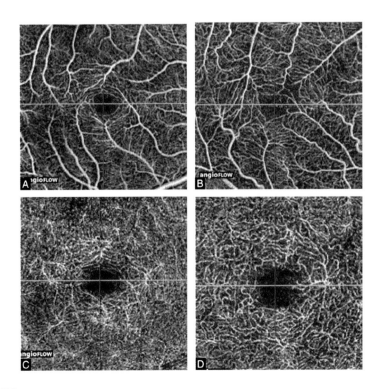

图 5.1A-D:(A)20 岁青年男性的视网膜浅层血管丛(B)80 岁老年男性的视网膜浅层血管丛(C)20 岁青年男性的视网膜深层血管丛(D)80 岁老年男性的视网膜深层血管丛

二、黄斑前膜导致的浅层血管丛异常

皱褶的视网膜折叠并收缩,导致浅层血管丛形态异常并失去正常的蜘蛛网状特征,与皱褶伴行(图5.2)。

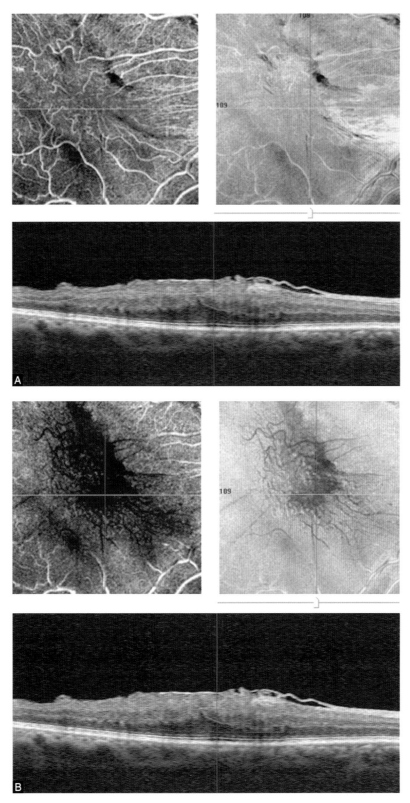

图 5.2A 和 B:(A)黄斑前膜:视网膜折叠并收缩,导致浅层血管丛形态异常并失去正常的蜘蛛网状特征,与皱褶伴行;(B)黄斑前膜:由于浅层视网膜可视度降低,导致深部血管丛难以探测

三、视网膜病变和 Coats 病

Leber Coats 病表现为毛细血管扩张和动脉瘤血管扩张,疾病晚期可见渗出液及渗出物(图5.3)。

Angio OCT®在表层血管丛显示大多数侧支循环血管缺失,结构紊乱并呈现出许多匀称的环状结构。

毛细血管稀少,管径异常,可见血管明显扩张及大动脉瘤。

在深部血管丛,毛细血管消退更加明显,伴随管径改变,血流发生变化,出现形态异常。毛细血管团极不规则。在深层血管网我们发现位置越深,血流变化(血管扩张)越明显。

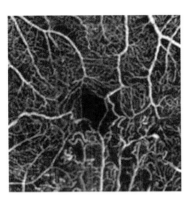
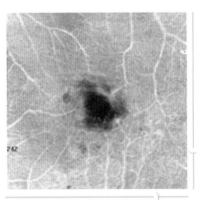

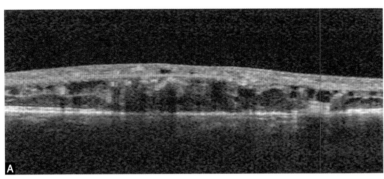

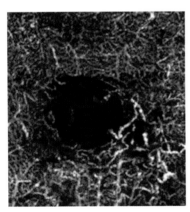
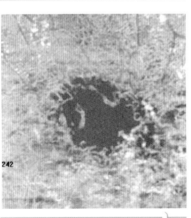

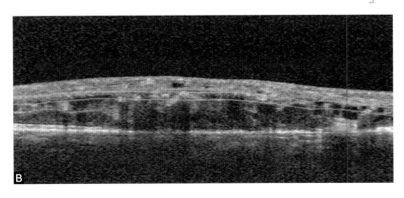

图5.3A 和 B:(A)Leber Coats 病:在浅层血管丛,血管结构紊乱并呈现出较多环状结构。毛细血管稀少,管径异常,可见明显大动脉瘤;(B)Leber Coats 病:在深部血管丛,毛细血管消退明显,在极不规则的毛细血管团中可见管径改变,血流改变及形态异常

四、黄斑毛细血管扩张

黄斑毛细血管扩张表现为动脉瘤样血管扩张[2]。主要的浅层血管丛的许多分支血管缺失并呈现许多环状结构。毛细血管稀少,管径异常,血管明显扩张和大动脉瘤。在深部血管丛,管径和血流发生改变,血管丛形态明显改变。毛细血管团不规则。晚期可见渗出液及渗出物(图5.4)。

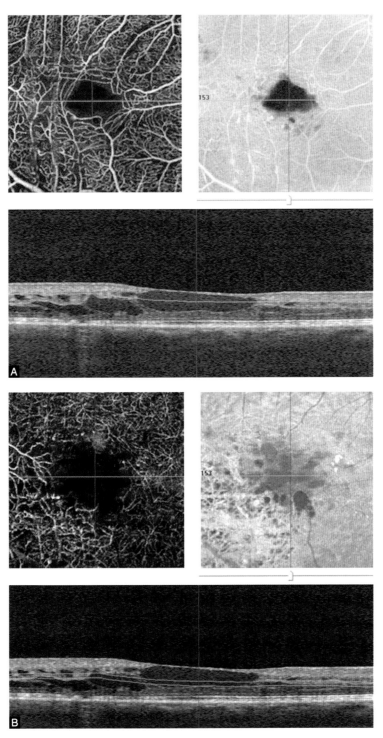

图 5.4A 和 B:(A)黄斑毛细血管扩张。视网膜表层血管丛许多分支血管缺失并呈现许多环状结构,毛细血管扩张、稀薄,可见大动脉瘤;(B)黄斑毛细血管扩张。深部血管丛的管径和血流明显改变,可见不规则毛细血管团

五、视网膜大动脉瘤

Angio OCT®所显示的大动脉瘤为视网膜深部血

管丛的一个圆形空腔，周围环绕着囊样水肿细胞。激光治疗15天后，血管异常消失，水肿细胞减少。在该视网膜层面可见星状硬性渗出（图5.5）。

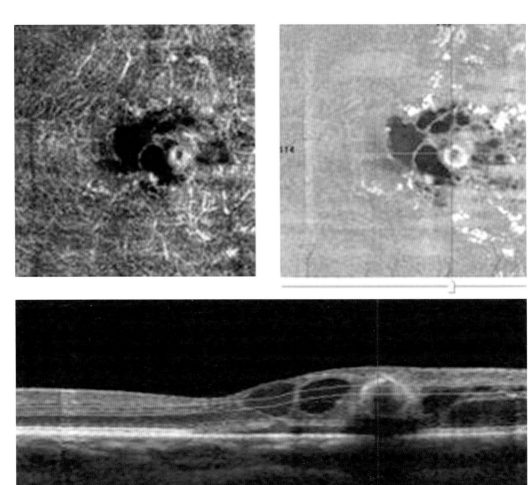

图5.5：大动脉瘤：可见一处囊样水肿细胞包绕的圆腔。受损血管旁可见星状硬性渗出

六、糖尿病视网膜病变

未确诊糖尿病视网膜病变的糖尿病患者：无血管区

在糖尿病患者中，即使未确诊糖尿病视网膜病变，Angio OCT®可显示出其中心凹无血管区面积大于正常人群。

锐利的黄斑毛细血管网提示早期的视网膜病变，因为在糖尿病视网膜病变发生前，黄斑区毛细血管网已经发生改变。一些毛细血管管径增粗或管壁增厚，另有一些毛细血管闭塞，因此毛细血管网的网孔变得大而稀疏，毛细血管网松散。

未诊断糖尿病视网膜病变的糖尿病患者，其视网膜中心凹无血管区面积较正常人群增加约500μm[3]。

这是在视网膜微动脉瘤发生之前的早期信号，表明病情仍处于可逆阶段。随着病变进展，黄斑毛细血管网的改变愈加明显，并出现更具特征性的改变如毛细血管轻度充血及扩张。后极部无灌注区的出现导致小分支血管闭塞；黄斑区血管网在起初时形态逐渐变得不规则，随着病情发展，出现小范围的缺血区并不断扩大，并与中央更大的无血管区融合（图5.6）。

七、非增殖期糖尿病视网膜病变

非增殖期糖尿病视网膜病变的患者，其毛细血管无灌注区在眼底荧光血管造影中明确可见。Angio OCT®可见大量毛细血管环及动静脉吻合支。相比于深部毛细血管丛，毛细血管消退更加明显，管径、血流及血管丛的形态变化也非常显著。稀疏的毛细血管常呈扇形。浅层与深层毛细血管的连接清晰可见，而这

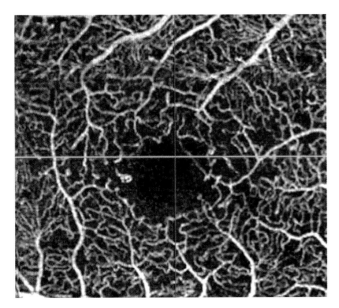

图 5.6：糖尿病视网膜病变无血管区。中心凹无血管区面积增加。此图为发生糖尿病视网膜病变及微血管瘤之前的早期图像

在眼底造影中无法观察。Angio OCT® 提供更好的血管分流、深部连接及血管环的图像，也使深部血管显示得更清晰。极少量的视网膜出血也可显示，但清晰度稍逊于眼底荧光造影（图 5.7）。

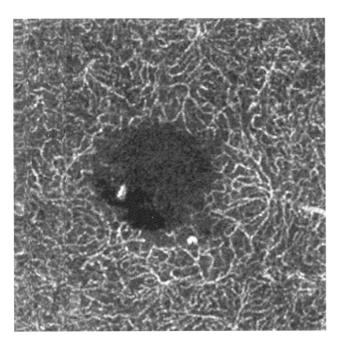

图 5.7：糖尿病视网膜病变微动脉瘤，无血管区面积增大。深层血管网：中心凹无血管区面积增加，可见微动脉瘤。血管网形态不规则

Angio OCT® 并不能检测到所有的微动脉瘤，一般较大的血管瘤中有一定流量的血流，所以有可能检测到。

八、进展期糖尿病视网膜病变及视网膜缺血

Angio OCT® 检测到的视网膜缺血区域较眼底荧光血管造影更清晰，因为图像不会被荧光渗漏所遮蔽。一些荧光血管造影中期及晚期因荧光渗漏而无法看到的病变细节，都可以用 Angio OCT® 来观察。

缺血区域表现为在灰色背景上的稀疏毛细血管，而这些毛细血管非灌注区常被截断，伴血流中断或分流，与深层血管网的连接明显。在 Angio OCT® 中，根据纹理特征和血流的特征性改变，很容易鉴定缺血区（图 5.8）。

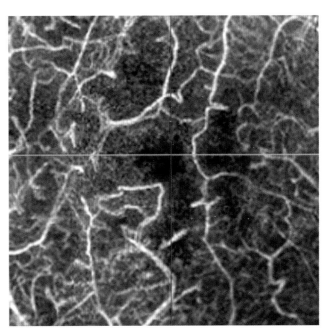

图 5.8：缺血区呈灰色背景，毛细血管稀疏。无灌注区毛细血管被截断，出现分流。可见其与深部血管网连接

在视网膜的表面及视乳头可能出现增厚及不规则的血管，这是早期的新生血管形成。

九、增殖期糖尿病视网膜病变

糖尿病视网膜病变及缺血型静脉阻塞的缺血区，其自然进展具有一个共同特征，就是新生血管的形成先于毛细血管分流，这在眼底荧光造影中，缺血区出现后即可观察到[4]。但是，在眼底造影中，很难将这些改变的程度进行准确的分级，只能通过以下两方面来评定：①静脉扩张；②新生血管的扩散。

在糖尿病视网膜病变，慢性缺血引起增殖性视网膜病变，如视网膜前及视乳头前新生血管膜。在眼底荧光血管造影中，表现为强荧光渗漏，无法看清新生血

管。

Angio OCT®可观察视网膜前及视乳头前新生血管膜,使手术者能准确评估血管网的病变程度和形态,解决了以往造影产生荧光渗漏的问题。Angio OCT®可观察新生血管网的血流和形态,孕妇亦可在视网膜激光光凝术后随访观察(图5.9)。

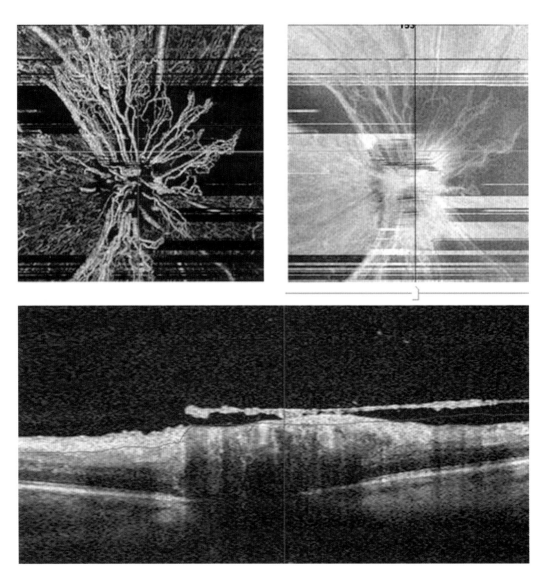

图5.9:增殖期糖尿病视网膜病变的 Angio OCT®。患者为一青年孕妇,因在孕期无法行眼底荧光造影检查。Angio OCT®显示视乳头前新生血管膜,可准确评估血管网的病变程度和形态,且不存在荧光渗漏影响观察的问题。新生血管网的血流和形态清晰可见

十、视网膜分支静脉阻塞

视网膜分支静脉阻塞表现为,在毛细血管缺失区域的血管网处呈现高亮度图像,与眼底荧光血管造影显示的无灌注区一致。因为没有中期及晚期的荧光渗漏造成的荧光遮蔽,故 Angio OCT®测得的区域边界更清晰。一些毛细血管管径增粗,而许多毛细血管闭塞。可见灰色背景下,网孔大而稀疏,故显得松散的血管网(图5.10)。

眼底荧光血管造影显示血管壁着染,而 Angio OCT®显示很细的血管(相当于血流)被较暗的区域包绕(相当于血管腔)。因此,眼底荧光血管造影和 Angio OCT®图像看上去有明显差异。

在视网膜静脉阻塞尤其是伴有黄斑区缺血的病例中,可以见到视网膜浅层血管丛结构的改变。血管信号(血流)不再呈直线状,而是出现局灶性偏斜,血管厚度不均一,局灶性分段和管腔狭窄;血流突然生硬中断,黄斑中心凹无血管区较正常人群扩大。血流可呈节段性改变。血管网成像更加锐利,易见动静脉吻合支及血管环。因为没有中期及晚期荧光素渗漏的影

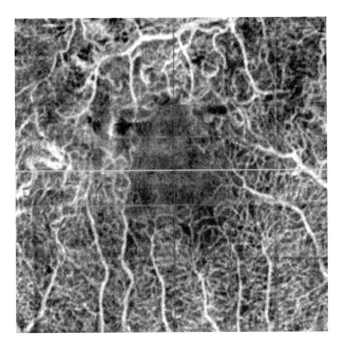

图 5.10：视网膜分支静脉阻塞。在血管闭塞区域，可以见到毛细血管消退，一些毛细血管管径增粗，而许多毛细血管闭合。在细碎的灰色背景下，血管网因大而疏松的网孔而显松散。黄斑中心凹无血管区面积增大

响，可以更好地了解病情特征。视网膜出血在 Angio OCT® 中表现为被遮蔽区域，远不如眼底荧光血管造影明显。

因为没有荧光染色，视网膜水肿无法通过 Angio OCT® 观察到。如果存在水肿，毛细血管网网孔扩大、变形，清晰度下降，扩张的毛细血管清晰度降低。

在视网膜分支静脉阻塞尤其是在缺血的区域，深层血管丛的变化较浅层更明显。在无灌注区，毛细血管走行呈不同改变并分布不规则，病变区域血管壁增厚；血管在视网膜的不同层面上出现大量分流。

十一、视网膜分支动脉阻塞

在视网膜分支动脉阻塞的病例中，浅层血管丛部分血管分支消失（图 5.11A）。深层血管丛受到的影响更为显著，毛细血管退化明显，一些毛细血管管径改变，而许多毛细血管闭合。深层血管丛因大而疏松的网孔而显松散（图 5.11B）。

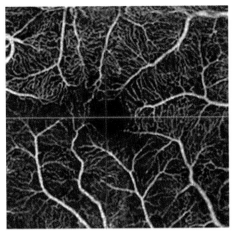

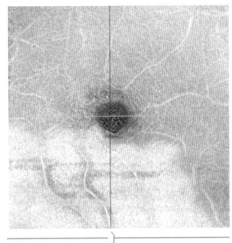

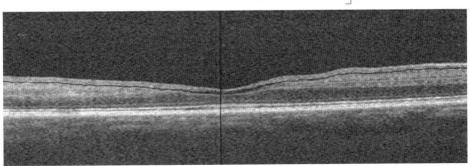

图 5.11A：视网膜分支动脉阻塞。浅层血管丛：突出显示动脉阻塞区域内的主支毛细血管以及缺血发生后部分但非全部缺失的侧支。这种情况在浅层血管丛的出现先于深层血管丛

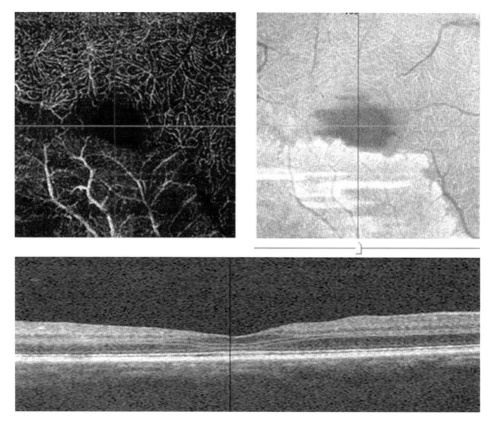

图 5. 11B：视网膜分支动脉阻塞。深层血管丛：深层血管丛毛细血管受动脉阻塞的影响更为明显。在病变区域，毛细血管消退，一些毛细血管管径增粗，许多毛细血管闭合。血管网因大而疏松的网孔而更宽阔

第二节　外层视网膜病变

一、年龄相关性黄斑变性的脉络膜新生血管膜

Angio OCT® 使操作者能够对新生血管化的程度和形态做准确的评估，而不存在荧光素渗漏、着染等问题[5]。在纤维化的组织内，依然可以观察到毛细血管的血流和形态。

在视网膜下新生血管的病理进展的研究方面，眼底荧光血管造影发挥了重要的作用。但是新生血管的荧光渗漏很快遮蔽了病变区的形态，仅能在荧光造影早期的几秒钟内观察到新生血管网。在使用抗 VEGF 药物治疗的过程中，因为新生血管的强着染，即使新生血管已经显著回退，也难以确定疗效。而且出现纤维血管膜时，即使已经因为治疗而明显减小，它的着染也会遮蔽新生血管网从而影响观察。

Angio OCT® 可以精确地评估新生血管膜的范围和形态而无染料带来的影响，也可观察到纤维血管组织内部的新生血管网。将 Angio OCT® 运用于玻璃体腔注药治疗后的随访，可观察到新生血管的回退甚至消失。

（一）1 型 CNV

1 型 CNV 是最常见的新生血管类型，它位于 RPE 层和 Bruch 膜之间。新生血管位于纤维血管组织内，细且不规则，很难定义和描述他们的形状。几乎无法区分主干滋养血管和小分支滋养血管。血管吻合不规则。眼底荧光血管造影仅显示荧光渗漏扩散。由于荧光渗漏快速的遮蔽作用，在造影中期及晚期很难见到此类新生血管（图 5.12）。

（二）2 型 CNV

一些新生血管膜呈现树状外观，有分支，有时侵入视网膜下及视网膜组织。这类新生血管类似扇形、章鱼形或蜘蛛网形。其血流形态不规则，与正常视网膜及脉络膜血管网完全不同。新生血管细且不规则，偶

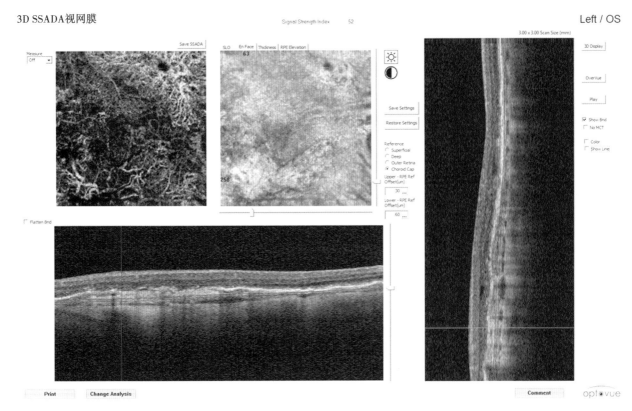

图 5.12：1 型 CNV；位于 RPE 之下，Bruch 膜之上。新生血管细且不规则。存在主干滋养血管但是难以辨认。血管不规则吻合

尔位于无血管的结缔组织中。可以看见主干滋养血管或小分支的滋养血管，并且有外周吻合。有时可看到新生血管膜末梢分支吻合呈汽车轮或自行车轮样改变，位于色素上皮层上较深处视网膜层面（Ⅱ型）（图 5.13）。

（三）3 型 CNV

3 型脉络膜新生血管比较少见，位于无血管的外层视网膜内。表现为在外层视网膜层面的不规则圆形血流结构，有时外观类似血管球（图 5.14）。

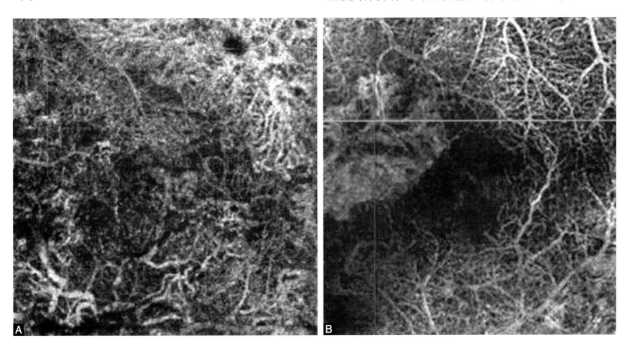

图 5.13A 和 B：2 型 CNV 位于 RPE 之上。新生血管膜呈现树状外观，有分支，有时侵入视网膜下及视网膜组织。新生血管细且不规则。存在主干滋养血管但是难以辨认。血管不规则吻合

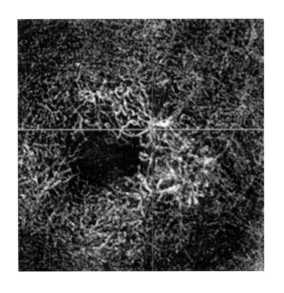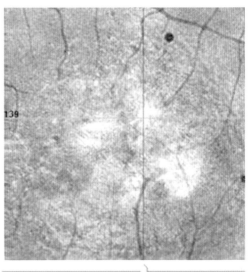

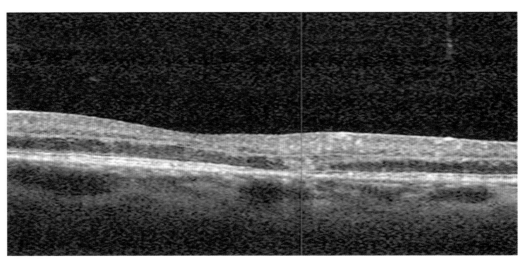

图 5.14：3 型 CNV 位于无血管的外层视网膜，可见不规则圆形血流结构，呈血管球样外观。存在主干滋养血管但是难以辨认。血管不规则吻合

二、瘢痕内的 CNV 血流

在进一步恶化的病例中，Angio OCT® 显示在囊状结构中有小的不规则血管网，血流细且不规则，位于无血管组织中。在这些病例中，OCT 的水平扫描需要足够的厚度来观测纤维化组织中存在的血流。

三、治疗后的血流

新生血管的明显回退常常早于视网膜下或色素上皮下的血流和水肿的吸收。较晚期的病例在数次治疗后，Angio OCT® 可见小而隐蔽的血管网，细且不规则，位于结缔组织内。

为了得到更清晰的图像，分割线必须包括整个纤维化区域，有足够的厚度来探测纤维化组织内的血流。

在抗 VEGF 治疗后，可见部分新生血管回退。治疗的次日，许多新生血管的分支消失，仅见变薄变稀疏的残余血管。但是 7～10 天后，血管网可再次出现。以上检查结果还需要更大样本量的研究来确认。个体对治疗的反应不同，取决于治疗药物的效用及病变的长期性两个方面。

四、陈旧性纤维血管组织

即使在陈旧性纤维血管组织中，Angio OCT® 仍能在纤维瘢痕组织中发现小的血管网。尚不能明确这些存在极少量血流的组织是静止状态的新生血管还是残存的管腔结构。在陈旧性的瘢痕中，Angio OCT® 可以凸显出被纤维瘢痕组织中的纤维组织所遮蔽的小的新生血管网。在分层时，需要设定足够的厚度才能检测纤维血管组织中的血流。在一些晚期的病例中，稀薄的毛细血管表现为稳定的管腔形态。

五、近视眼的新生血管膜

使用 Angio OCT® 观察近视眼的新生血管膜,可见位于深层视网膜,与 RPE 相贴呈不规则紧密相连的血流形态。视网膜下新生血管细且不规则,有时候呈肾小球样外观。这些血管血流与视网膜及脉络膜血管网不同。在眼底荧光血管造影中,这些血管结构很快被荧光渗漏遮蔽(图 5.15)。

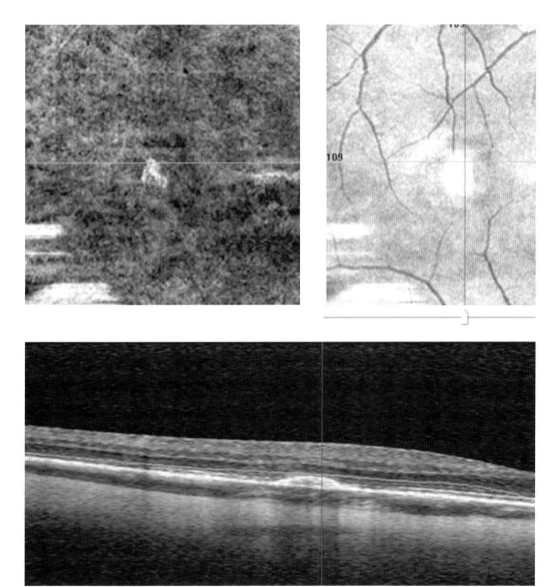

图 5.15:近视眼的新生血管膜。新生血管膜位于深层视网膜,与 RPE 相贴,呈不规则紧密相连的血流形态,细且不规则,有时呈肾小球样外观

（黄锦海　译）

参考文献

1. Jones JH, Kroll AJ, Lou PL, Ryan EA. Coat's disease. Int Ophthalmol Clin. 2001;41:189-98.
2. Yannuzzi LA, Bardal AM, Freund KB, Chen KJ, Eandi CM, Blodi B. Idiopathic macular telangiectasia. 2006. Retina. 2012;32 Suppl 1:450-60.
3. Gariano RF. Special features of human retinal angiogenesis. Eye. 2010;24:401-7.
4. Cheung N, Mitchell P, Wong TY. Diabetic retinopathy. Lancet. 2010;376:124-36.
5. Jia Y, Bailey ST, Wilson DJ, Tan O, et al. Quantitative optical coherence tomography angiography of choroidal neovascularization in age-related macular degeneration. Ophthalmology. 2014;121:1435-44.

6

第六章 正常视网膜血管

Maria Cristina Savastano,Marco Rispoli,Bruno Lumbroso

使用 Angio OCT® 进行视网膜的研究,我们不使用任何染料在活体上就可以看到视网膜组织血管结构[1]。过去,只能在组织切片和血管投影上看解剖结构。深入理解 Angio OCT® 要求深入了解组织学知识。

20 世纪上半叶进行的经典解剖研究显示,视网膜血管的分布分为三个不同的层次:①浅层血管丛,用检眼镜可见大的和普通大小的血管分布在视网膜神经纤维层;②内层血管丛,一些靠近内核层内表面的小毛细血管;③外层血管丛,形态与内层血管丛相似,但位于外丛状层的外表面[2]。

Angio OCT® 已经在活体证实了这些研究,让我们可以分别研究这两个血管丛,浅层血管丛和被我们视为单一的由复合的内/外丛组成的深层血管丛。显然这两个血管丛有不同的特征,但不能被经典的荧光素血管造影区分[3]。

从荧光素血管造影过渡到 Angio OCT® 意味着图像观察的质变。目前 Angio OCT® 只允许研究血管弓内和视盘范围的视网膜后极部区域。用当前的设备,我们还不能研究血管弓以外的周边视网膜情况。

本章中的所有数据是从商用频域 OCT 设备获取(SD-OCT, XR Avanti "AngioVue" Optovue, Fremont, CA),成像波长为 840nm。两条自动分割线条被手动调准到所需的位置,分割线条之间的血流信号被记录下来。用伪影消除功能消除视网膜血管阴影。

第一节 视网膜动脉和静脉

视盘的直径为 1500μm,而在视盘边缘的视网膜

静脉的最大直径约 120μm。在视网膜中周部,静脉的平均直径为 60μm。视网膜动脉直径较小:在视盘边缘的动脉直径为 80μm,在视网膜中周部的动脉直径为 50μm。在视网膜血管连接和动脉周围无血管区,毛细血管是非常罕见的,几乎没有。视网膜动脉和静脉毛细血管的大小介于 5～10μm 之间。

第二节 视网膜血管网

神经上皮层的视网膜有两个不同的血管系统供应,浅层和深层血管丛。一些作者把深层血管丛分为两个血管网(内和外)。

深层血管丛的两部分无法清晰地区分,因为在结构上小于 30μm,分辨率不足以提供对临床有意义的图像。因此,深层血管丛的这两个部分在这里被看做一个血管体,包括内丛状层(IPL)的至少 30μm 的一个区段。

一、浅层血管丛

位于神经节细胞层和神经纤维层。SSADA Angio OCT® 的分辨率使在内界膜(ILM)处 60μm 区段的表浅血管丛的可见。

二、深层血管丛

位于内核层和外丛状层之间。从解剖学的角度来看,这个血管丛包含两个额外的血管网,它们分别位于内核层的内部和外丛状层的外部。它们不能单独被 Angio OCT® 设备分别,因此在这一章里,我们将它们

视为一个血管丛。

为了研究这两个血管丛，我们使用视网膜内水平的特定参数（ILM，IPL，RPE，RPE ref），检查扫描厚度和偏移量。

图 6.1 展示了一个浅层和深层血管丛精确位定位的 OCT B 扫描。位于最内层的视网膜大血管代表浅层血管丛，平均厚度 120μm。深层血管丛在最内层和外丛状层外部之间扩展，平均厚度约 60μm。

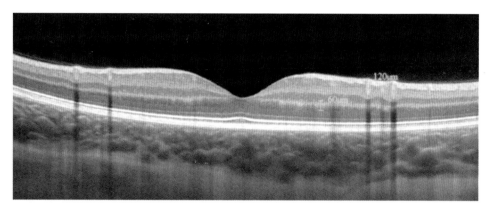

图 6.1：浅层和深层血管丛的 OCT B 扫描定位。浅层血管丛由位于最内层的视网膜大血管呈现，其测量厚度平均约 60 μm。深层血管丛在最内层和外丛状层的外部之间延伸，其测量厚度平均约 30μm

为了评估浅层血管丛，我们使用一个从 ILM 开始加厚的 60μm 区域，包含这部分血管丛的所有血管。

深层血管丛的参数定义参考 IPL 起始的 30μm 厚度，使深层血管丛全部可视（图 6.2 和图 6.3）。深层血管丛的两部分不能单独被 Angio OCT® 识别，因此，我们认为它们是一个血管丛。

Angio OCT® 显示两个血管丛有不同的特征。

浅层血管丛：特征表现为多条血管会聚到中心凹，这些血管起源于大的上下血管弓。二级血管离开主要血管，形成一个血管网。血管的宽度贯穿整个扫描区都是均匀的。血管网大体上是非常规则的，没有血管迂曲或袢样结构。在无血管区周围，毛细血管形成规则网状的连续中心凹旁血管弓。

深层血管丛：由有序分布在中心凹无血管区的血管横向和径向交联组成，环绕中心凹无血管区。血管的宽度也就是血流在整个扫描内也是恒定的。

浅层和深层血管网之间的连接：这两个血管网由浅层和深层血管丛之间的斜向互连的血管吻合相连。从垂直最低点或对角线连接吻合的水平血管呈扇形展开，相互交联，形成复杂的图像[4]。这个复杂的形态被一些作者分为两层（图 6.4）。

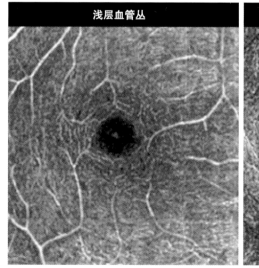 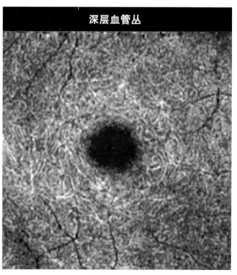

图 6.2：OCT B 扫描：为了包含浅层血管丛所有的血管，从 ILM 开始选取 60μm 厚度来评估浅层血管丛。深层血管丛的参数定义参考 IPL 起始的 30μm 厚度，使深层血管丛全部可视

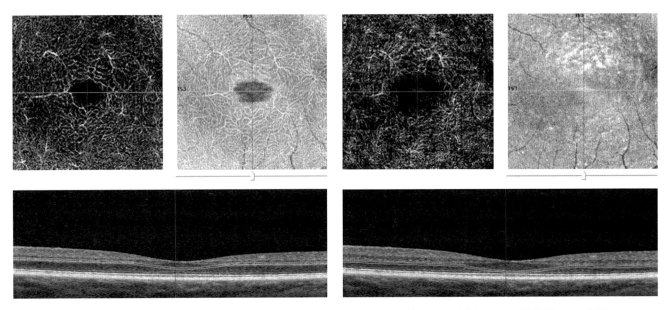

图 6.3:分割浅层血管丛;ILM;厚度:60μm;偏移量:6μm。分割深层血管丛;IPL;厚度:30μm;偏移量:OPL 水平

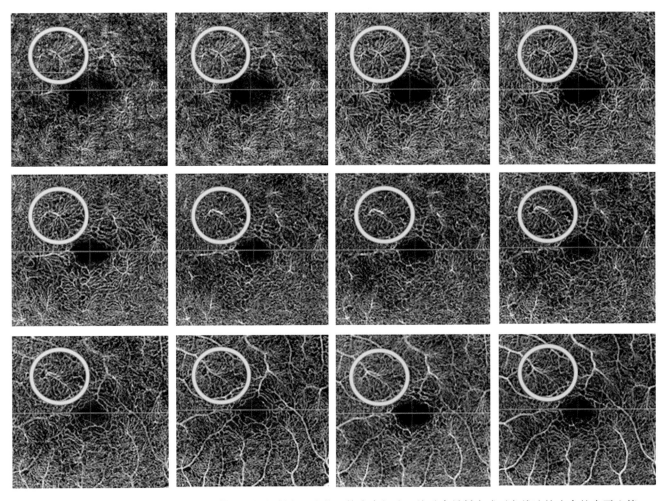

图 6.4:这两个血管网由浅层和深层血管丛之间的斜向互连的血管吻合相连。从垂直最低点或对角线连接吻合的水平血管
呈扇形展开,相互交联,形成复杂的图像。这个复杂的图像被一些作者分为两层。此图中,我们展示了 16 张从深层血管丛
到表浅血管丛的扫描图

中心凹无血管区:在无血管区周围,毛细血管用规则的血管网形成连续旁中心凹血管弓。

在荧光素血管造影中两个血管丛重叠,不能分别进行评估。这两个血管丛的重叠使得我们无法分析浅层和深层血管的特征,这些特征可以分别出现在一些病变中。在健康眼中,浅层血管丛组由相对于深层复合体较大的血管组成:这两个血管丛均围绕中心凹无血管区向心性分布。深层血管丛由小扇形血管组成,其相互交联形成复杂图像。

Angio OCT®的重要局限性之一是扫描区域的大小,仅涉及黄斑区域(3mm×3mm,6mm×6mm,到8mm×8mm)。在不远的将来,将会有全视野的 Angio OCT®提供进一步的信息和更多的细节。另一个问题是不能够研究血管弓以外的视网膜。

（吕林　译）

参考文献

1. Jia Y, Tan O, Tokayer J, et al. Split-spectrum amplitudede correlation angiography with optical coherence tomography. Opt Express 2012;20:4710–25.

2. Hogan M, Alvarado J, Weddell JE. Histology of the Human Eye—An Atlas and Textbook. Philadelphia: WB Saunders, 1971.

3. Spaide RF, Klancnik JM Jr, Cooney MJ. Retinal vascular layers imaged by fluorescein angiography and optical coherence tomography angiography. JAMA Ophthalmol. 2015;133:45-50.

4. Duke-Elder S. The anatomy of visual system. London 1961;2:372-6.

第二部分

疾病和病变的 Angio OCT® 研究

内容要点

7

第七章 角膜与眼前节 Angio OCT®

David Huang,Yan Li,Yali Jia

第一节 前 言

光学相干断层扫描仪(optical coherence tomography,OCT)与其他非接触式的角膜及眼前节检查相比速度更快、分辨率更高。无论是用于眼前节的影像系统(Visante 或 Casia)还是视网膜/角膜一体化平台(RTVue 或 Cirrus),各种商业化的 OCT 系统目前广泛应用于角膜疾病检测、房角结构观察和眼前节手术设计等方面。

第二节 眼前节 Angio OCT®

传统的 OCT 仅仅显示了活体组织的结构信息。随着 OCT 技术的发展,新的 Angio OCT® 技术可以在不用造影剂(如荧光素或吲哚菁绿)的情况下提供准确的血流图像[1,2]。Angio OCT®最初是应用于评估眼后段情况如视网膜病变或脉络膜新生血管[3,4]。简而言之,Angio OCT®可检测由于血细胞移动或血流形成的运动信号。为了探测运动的对比信号而在同一扫描位置进行重复的横断面图像(B 扫描)扫描。如果组织是固定的,在重复的 B 扫描中所有的像素位点应是相同的。如果图像之间由于血细胞或血流而出现运动信号,血管所在的地方则会出现 OCT 信号的波动。通过对各像素点数据的去相关分析后即可获取 OCT 信号波动。对目标区域进行重复的一系列 B 扫描可以提供立体的 3D Angio OCT®数据。尤其是近期发明的

分频幅去相关血流成像(split spectrum amplitude decorrelation angiography,SSADA)和光学微血流成像(optical microangiography,OMAG)能够在很大程度上提高活体血流的检测能力。

本章节旨在采用具有角膜模块(corneal adapter module,CAM)的超高速傅里叶域 OCT(Avanti RTVue XR,Optovue Inc.,Fremont CA)证明 Angio OCT® 在眼前节的应用价值。Avanti OCT 的工作波长为 840nm、扫描速度为 70 000Hz/s。视网膜血管扫描模式(304 条光栅的两次重复 B 扫描,每次 B 扫描包括 304 次轴向扫描,1个水平优先加 1 个垂直优先)可用于拍摄正常人的眼结膜、巩膜和虹膜图像。应用 CAM 镜头可将视网膜扫描模式上 3mm×3mm 与 6mm×6mm 的扫描范围与实际上4.5mm×4.5mm 与 9mm×9mm 的角膜与眼前节扫描区域相对应。SSADA 技术可探测流动信号并生成血流图片。运动校正软件则能够减少眼球运动的误差并与水平、垂直的线性扫描相结合(RTVue XR 软件版本2014.2.0.84)。SSADA 数据可从 Avanti OCT 上下载。

一、结膜与巩膜的 Angio OCT®

结膜和巩膜的血管系统可为角膜缘区域提供氧气与营养成分。Angio OCT® 则能够帮助了解结膜、巩膜疾病中的血管形态。为了用 Avanti OCT(组织的扫描深度约为 2mm)获取更大范围的眼表图像,受试者在被检查时需尽量朝向扫描部位的对侧方向看。举例来说,如果扫描的是颞侧结膜,受试者需将眼球尽量转向鼻侧。采用定制的软件算法来区分结膜与巩膜的分界

面,并用最大流速预测生成 *en face* 结膜和巩膜外层的血流图像。

图 7.1 Angio OCT® 图显示丰富的结膜和表层巩膜血管系统。

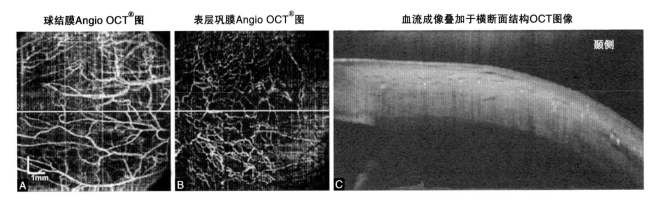

图 7.1A-C: 人眼的 *en face* 球结膜(A)和表层巩膜(B)的 Angio OCT® 图。横断面线性扫描(C)对应于(A)和(B)中的白线。深度分辨的结膜(粉色)和表层巩膜(黄色)的血流成像叠加于横断面结构 OCT 图像上

二、虹膜 Angio OCT®

虹膜血流成像是检查虹膜与前房异常的重要方法。正常受试者的浅色和深色虹膜均采用 Angio OCT® 生成图像。受试者在被检查时均直视前方。图 7.2 显示了正常浅色虹膜眼的虹膜血管形态。然而在图 7.3 中,深色虹膜眼其虹膜色素造成的阴影及伪影使得血管系统成像模糊。

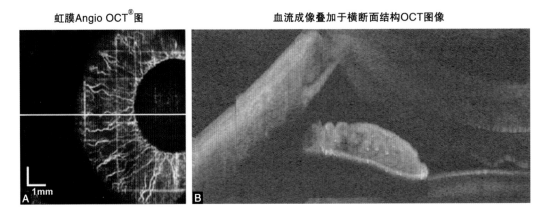

图 7.2A 和 B: 浅色虹膜眼的虹膜 Angio OCT® 图。横断面线性扫描对应(A)中的白线。虹膜(粉色)的血流成像叠加于横断面结构 OCT 图像上

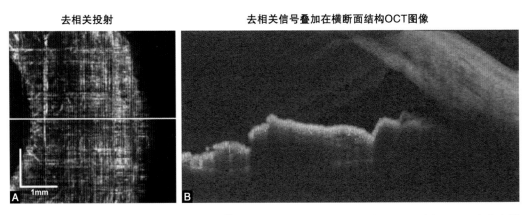

图 7.3A 和 B: 深色虹膜眼的虹膜 Angio OCT® *en face* 图(A)。横断面线性扫描(B)对应于(A)中的白线

第三节　小　　结

深度分辨的眼前节 Angio OCT® 可显现结膜、巩膜和浅色虹膜的血管形态。这种技术将会有助于评估眼前节的血管系统及局部微循环状态。

（李筱荣　译）

参考文献

1. Makita S, Hong Y, Yamanari M, et al. Optical coherence angiography. Opt Express. 2006;14(17):7821-40.

2. Wang RK, Jacques SL, Ma Z, et al. Three dimensional optical angiography. Opt Express. 2007;15(7):4083-97.

3. Martinet V, Guigui B, Glacet-Bernard A, et al. Macular edema in central retinal vein occlusion: correlation between optical coherence tomography, angiography and visual acuity. Int Ophthalmol. 2012;32(4):369-77.

4. Jia Y, Bailey ST, Wilson DJ, et al. Quantitative optical coherence tomography angiography of choroidal neovascularization in age-related macular degeneration. Ophthalmology. 2014;121(7):1435-44.

5. Li P, An L, Reif R, et al. In vivo microstructural and microvascular imaging of the human corneo-scleral limbus using optical coherence tomography. Biomed Opt Express. 2011;2(11):3109-18.

6. Jia Y, Tan O, Tokayer J, et al. Split-spectrum amplitude-decorrelation angiography with optical coherence tomography. Opt Express. 2012;20(4):4710-25.

7. Choi W, Mohler KJ, Potsaid B, et al. Choriocapillaris and choroidal microvasculature imaging with ultrahigh speed OCT angiography. PLoS One. 2013;8(12):e81499.

第八章　Angio OCT® 在渗出性年龄相关性黄斑变性脉络膜新生血管膜中的应用

Ching J Chen，Min Wang，Royce Chen，Matthew Olson

第一节　前　言

渗出性年龄相关性黄斑变性(ARMD)是进展性的黄斑变性,是全世界致盲的主要原因之一。渗出性ARMD 的典型表现包括明显的脉络膜和视网膜新生血管膜,浆液性色素上皮层脱离也被归于此类。渗出性ARMD 视力损伤继发于渗出和出血,此外还有光感受器层和视网膜色素上皮层(RPE)潜在的结构紊乱。

在1994 年,Gass 根据组织病理学和荧光血管造影的特点将脉络膜新生血管(CNV)膜分为2 类。Green 于1999 年进一步描述了 CNV 的详细组织病理学特点。被限于 RPE 下的新生血管膜被定为Ⅰ型,在荧光血管造影下,这一类型有着边界不清和"隐匿"渗漏的表现。Ⅱ型新生血管主要是根据脉络膜血管突破 Bruch 膜和RPE 层到达视网膜下层空间这一特点来区分的。在血管造影下,Ⅱ型损伤主要是"典型"的渗漏表现,即表现为早期、快速的视网膜下荧光素渗漏。

近来,有了渗出性 ARMD 的Ⅲ型损伤的定义。这一亚型主要由从视网膜感觉神经层延伸至视网膜下层空间的新生血管构成,被称为视网膜血管瘤样增生(RAP)。视网膜-脉络膜的吻合也可能出现于进展期的Ⅲ型新生血管中。

息肉状脉络膜血管病变(PCV)在临床和流行病学上和新生血管型 ARMD 不同。这类患者有着独特的视网膜下息肉样血管改变,并伴有浆液性和出血性视网膜色素上皮层脱离(RPED)。这种异常的血管系统改变主要发生于 RPE 下。主要特征性表现为黄斑区和视乳头周围脉络膜内层分支血管和末端的息肉样变性相连。

使用荧光素(FA)和吲哚青绿(ICG)的荧光造影已经成为发现和诊断 ARMD 所致的血管改变的金标准。这两种测试都属于动态二维的方法,通过荧光的特性来增强血管壁的变化。FA 和 ICG 在检测血管变化方面非常有效;然而,由于荧光渗漏所致的遮蔽,以及造影不能对不同层次进行成像,致使无法准确获得病理性血管病变的边界及深浅位置。

频域光学相干断层扫描(SD-OCT)改变了我们对ARMD 相关的视网膜、脉络膜结构变化的成像与认识。这种集高分辨率、快速扫描、能穿透到视网膜和脉络膜的设备为我们提供了视网膜厚度、光学感受器的完整性和治疗效果等重要的临床信息。尽管在对活体视网膜和脉络膜解剖结构的可视化程度上得到了提升,但是传统 SD-OCT 仍然不能提供详尽的视网膜和脉络膜血管的信息。

Angio OCT® 在脉络膜新生血管复合体病因的发现和研究上又前进了一大步。Angio OCT® 利用 SD-OCT 成像的高速性和高敏感性,并与基于振幅算法的分频幅去相关血流成像(SSADA)相配对。Angio OCT® 通过使用对来自血管血流的非相关信号的重复B 扫描取样,并与 en-face OCT 的图像集合的方法,已经被证实在探测渗出性 ARMD 和其他疾病所致的血管异常有着十分有效的作用。

第二节　渗出性 AMD 的亚型及其实例

渗出性 ARMD 的分型见表 8.1。

表 8.1：渗出性 ARMD 中新生血管的分型

1 型脉络膜新生血管化（隐匿性）
- 来源不明的晚期渗漏
- 血管化的色素上皮层脱离（RPED）
- RPE 下间隙

2 型脉络膜新生血管化（典型性）
- 视网膜下间隙

1 型与 2 型结合的混合型脉络膜新生血管化

3 型新生血管：视网膜血管瘤样增生（RAP）

息肉状脉络膜血管病变（PCV）

一、1 型新生血管

1 型新生血管在荧光造影下表现为 CNV 的"遮蔽"现象。异常血管在脉络膜中形成并向前方增殖进入 RPE 下间隙。荧光造影下显示为不规则的轻微渗漏，伴有点状高荧光和晚期着染（图 8.1～8.3）。

二、2 型新生血管

2 型新生血管与"典型"的 CNV 荧光造影表现相一致。异常血管在脉络膜中形成并向前增殖，穿透 RPE 层突入到视网膜下间隙。荧光素造影显示早期、丝状高荧光，伴随晚期视网膜下荧光积聚（图 8.4、图 8.5）。

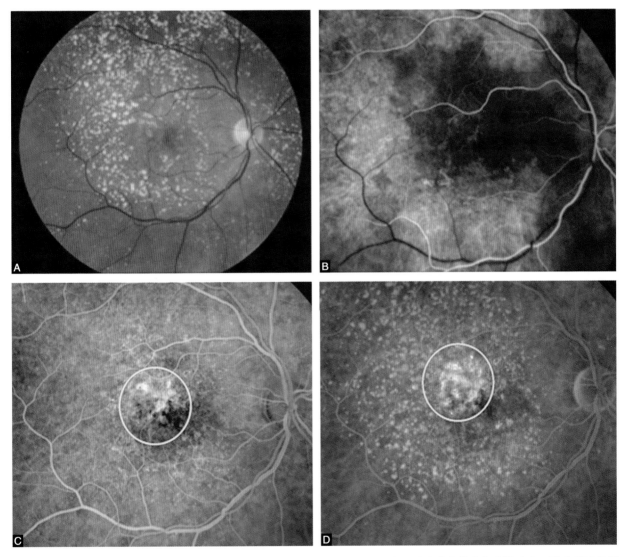

图 8.1A-D：来源不明的 1 型 CNV 的晚期荧光渗漏。（A）彩色眼底照片显示多个玻璃膜疣伴有色素性改变。没有明显的视网膜下液体、渗出或出血。（B）FA 的动脉期。（C）FA 的静脉早期显示玻璃膜疣的荧光素摄取和高荧光区域的轻微渗漏。（D）FA 的静脉晚期显示同一区域少许荧光增强，没有界限清晰的网状结构

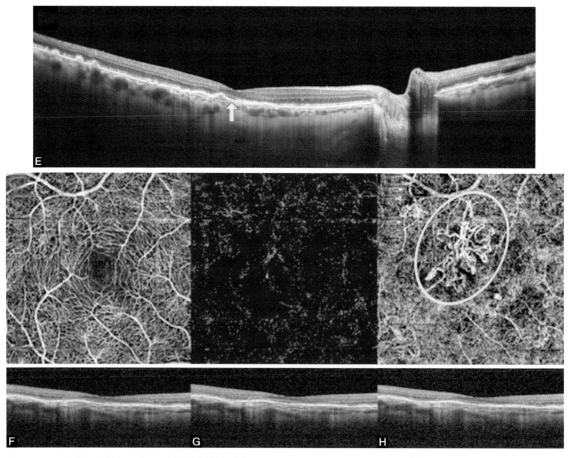

图 8.1E-H:来源不明的 1 型 CNV 的晚期荧光渗漏。(E)SD-OCT 显示 RPE 和椭圆体带的不规则玻璃膜疣。少许视网膜下液体(黄色箭头)。(F) Angio OCT® 经手动调整视网膜分层厚度后,未在外层视网膜见到异常血管。(G)Angio OCT®通过手动分层将默认视网膜外层边界移动到 RPE 上,以避免获取 RPE 下的血流信号。RPE 上未检测到 CNV。(H)Angio OCT®清楚显示了脉络膜层血管网的血流(红线和绿线描绘了 Angio OCT®图不同层次的界面)

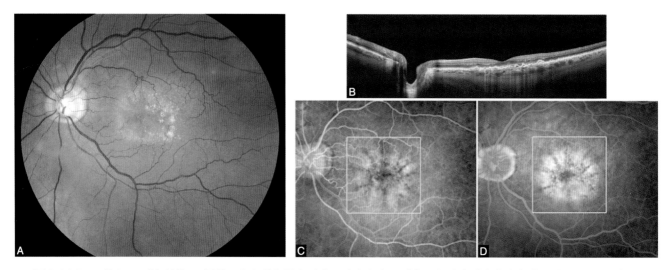

图 8.2A-D:1 型 CNV 不清晰的 FA 图像。(A)彩色眼底照片显示多个小型到中型的玻璃膜疣伴有色素点染,还可见放射状花瓣样 RPE 萎缩。(B)SD-OCT 可见 RPE 和椭圆体带多个不规则玻璃膜疣。可见少量黄斑下积液。(C)FA 的静脉早期窗样缺损和玻璃膜疣的荧光着染。未见明显渗漏。(D)FA 的静脉晚期:放射状花瓣样色素萎缩区的轻微荧光增强。仍未见能证实 CNV 的明显渗漏

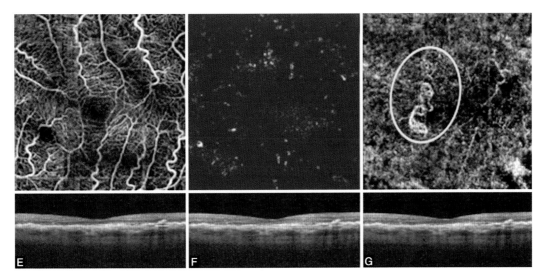

图 8.2E-G：1 型 CNV 不清晰的 FA 图像。（E）Angio OCT®下的浅层视网膜。该区域未见异常血管。（F）Angio OCT®通过手动分层将默认视网膜外层边界移动到 RPE 处，以避免获取 RPE 下的血流信号。未发现明显的 CNV。（G）Angio OCT®脉络膜层显示回旋状的 CNV（黄圈内）

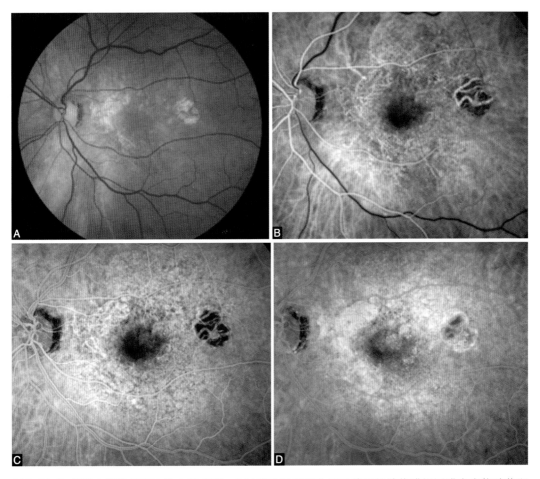

图 8.3A-D：伴随血管化 RPED 的 1 型 CNV。（A）彩色眼底照片显示陈旧性脉络膜视网膜瘢痕伴随黄斑颞侧 RPE 暂时性萎缩。未见明显玻璃膜疣和地图样萎缩。中心凹反光未见。未见清晰分界的典型 RPED。（B）FA 的动脉期显示窗样缺损和脉络膜视网膜瘢痕位置一致。在黄斑周边可见增强的脉络膜色素透见荧光。（C）FA 的动静脉期未见明显的荧光积聚或渗漏。在黄斑区附近可见广泛的不规则窗样缺损。（D）FA 的静脉晚期可见中心凹颞侧模糊的荧光积聚，以及窗样缺损区的高荧光

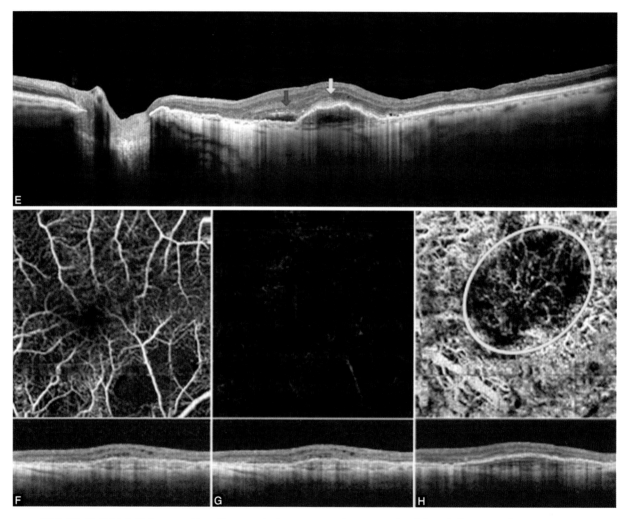

图 8.3E-H:伴随血管化 RPED 的 1 型 CNV。(E)SD-OCT 显示 RPED 不规则表面中等程度的隆起以及圆顶状 RPED 内表面的轻微高反光点的附着(黄色箭头处)。视网膜下可见大量液体(红色箭头处)。(F)Angio OCT® 的手动全层分层显示视网膜内表面到 RPE 内表面未见异常血流。(G)在外层视网膜和 RPE 上之间用于 Angio OCT® 手动分层的参考曲线(绿色分层线)处未发现血流信号。(H)在圆顶状 RPED 处的分层线显示 RPE 下树枝状的 CNV(黄圈内)

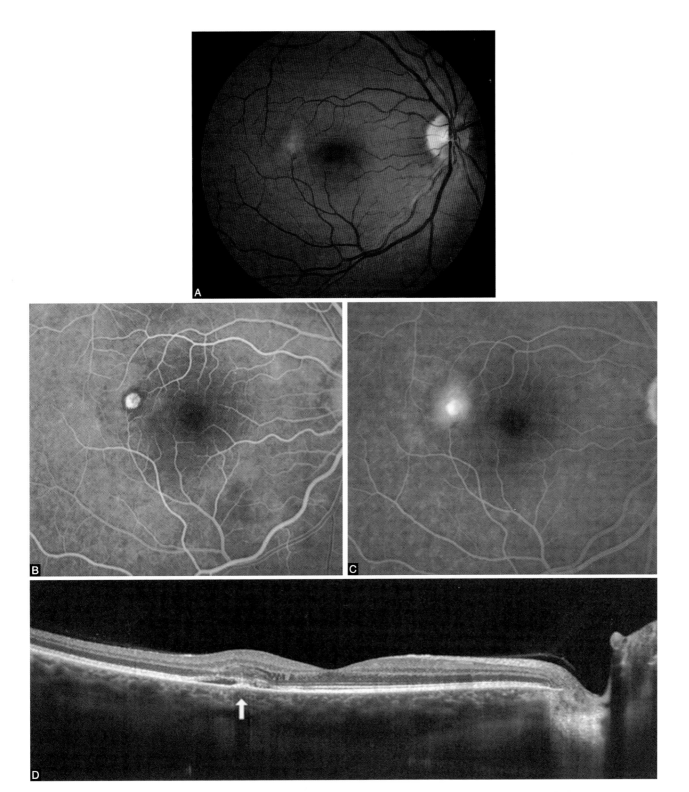

图 8.4A-D: 新生的小的 2 型脉络膜新生血管膜(典型性 CNV)。(A)眼底彩色照片显示一个暗淡的浅灰色的 2 型 CNV 与视网膜下出血毗连,周围伴有视网膜水肿。(B)FA 的静脉早期的 23 秒时显示黄斑颞侧 CNV 区丝状荧光素充盈,伴随周边荧光遮蔽。(C)FA 晚期 6 分 22 秒时显示 CNV 区的强渗漏。(D)SD-OCT 显示一个小的视网膜下 CNV(白色箭头处)和积液

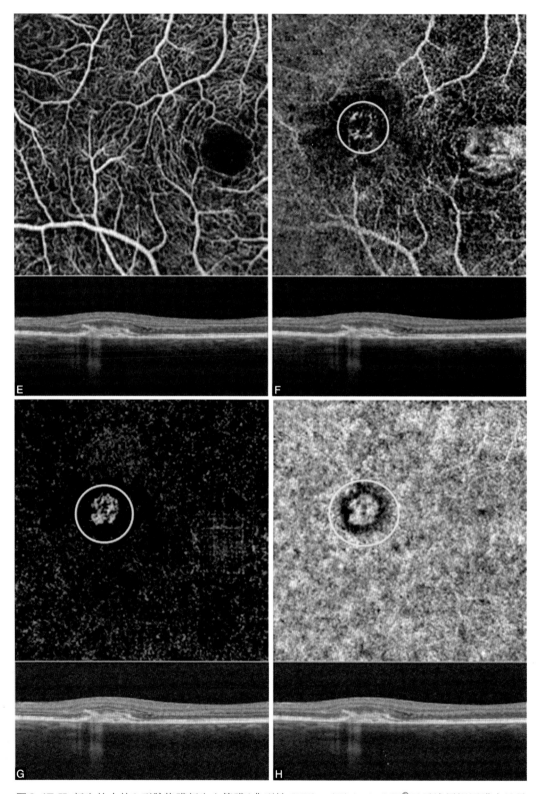

图 8.4E-H:新生的小的 2 型脉络膜新生血管膜(典型性 CNV)。(E) Angio OCT® 显示浅层视网膜未见异常血流。(F) Angio OCT® 手动分层使下层组织边界刚好位于 RPE 之上,并且分层厚度小于 20μm,在没有抑制信号状态下,可见一个小的视网膜下 CNV。(G) Angio OCT® 在外层视网膜和 RPE 层之间显示来自 CNV 的显著血流信号。(H) Angio OCT® 显示的脉络膜层也可见到 CNV。CNV 网周围可见 360°暗区,与 FA 的荧光遮蔽区相符

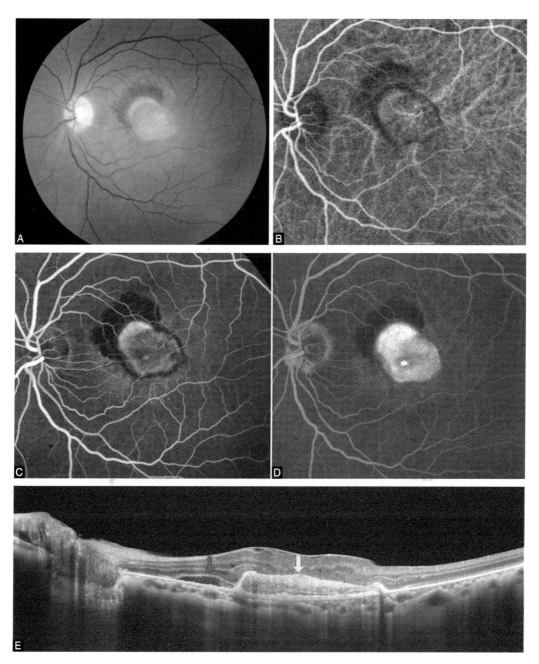

图 8. 5A-E:2 型脉络膜新生血管膜的慢性治疗(典型性 CNV)。(A)彩色眼底照片显示较厚的纤维血管性 CNV 以及 CNV 复合体周边显著的视网膜下积液。CNV 复合体上界也可见视网膜下出血。(B)ICG 造影证实存在伴有滋养血管的 CNV,其周边为荧光遮蔽区。(C)FA 的静脉期显示一个车轮状的 CNV,伴有荧光素渗漏。在 CNV 周围可见荧光遮蔽区。(D)FA 的晚期显示 CNV 的荧光渗漏,及全 CNV 复合体的着染。CNV 上方边界的视网膜下血流导致强荧光遮蔽(E)SD-OCT 显示了在视网膜感觉神经层和 RPE 层下增厚的纤维血管膜(黄色箭头处)。纤维血管膜鼻侧是明显的视网膜下积液(红色箭头处)。视网膜结构,尤其是黄斑区外层视网膜结构变形

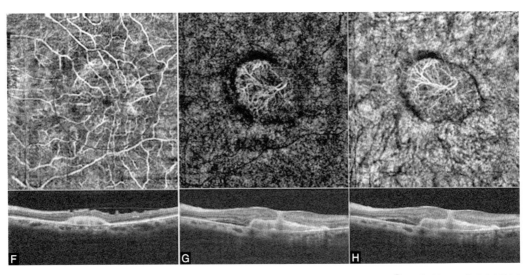

图 8.5F-H:2 型脉络膜新生血管膜的慢性治疗(典型性 CNV)。(F)Angio OCT®的手动视网膜全层分层可见一有明显血流的透明大型 CNV。(G)Angio OCT®在默认视网膜外层,RPE 层间和抑制信号下可见大型多分枝的 CNV。(H)Angio OCT®的脉络膜层显示在增厚的 CNV 里明显的血流。中央可见滋养血管。CNV 网周围可见 360°暗区,与 FA 的荧光遮蔽区相符

三、混合型新生血管

渗出性 AMD 的很多新生血管膜同时有 1 型和 2 型的新生血管化表现。这一损伤在荧光造影下同时显示"隐匿"和"经典"CNV 的特性(图 8.6)。

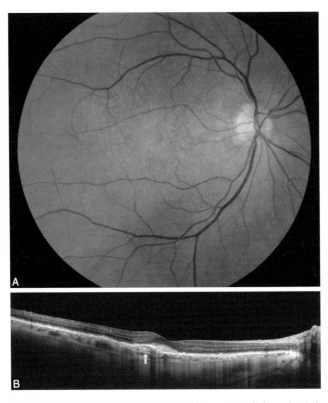

图 8.6A 和 B:混合型脉络膜新生血管膜。(A)彩色眼底照片显示黄斑区一暗淡的灰色的新生血管膜伴周边水肿。(B)SD-OCT 可见黄斑中心凹视网膜下间隙处一个高反射的 2 型 CNV(红色箭头处)。在该 2 型 CNV 颞侧的 RPE 下层间隙可见一高反射的 1 型 CNV(黄色箭头处)

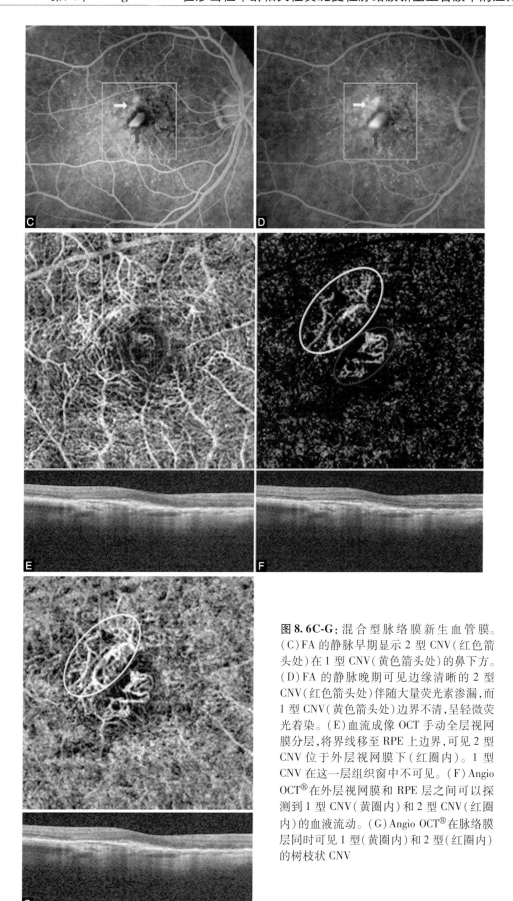

图 8.6C-G：混合型脉络膜新生血管膜。（C）FA 的静脉早期显示 2 型 CNV（红色箭头处）在 1 型 CNV（黄色箭头处）的鼻下方。（D）FA 的静脉晚期可见边缘清晰的 2 型 CNV（红色箭头处）伴随大量荧光素渗漏，而 1 型 CNV（黄色箭头处）边界不清，呈轻微荧光着染。（E）血流成像 OCT 手动全层视网膜分层，将界线移至 RPE 上边界，可见 2 型 CNV 位于外层视网膜下（红圈内）。1 型 CNV 在这一层组织窗中不可见。（F）Angio OCT® 在外层视网膜和 RPE 层之间可以探测到 1 型 CNV（黄圈内）和 2 型 CNV（红圈内）的血液流动。（G）Angio OCT® 在脉络膜层同时可见 1 型（黄圈内）和 2 型（红圈内）的树枝状 CNV

四、3 型新生血管（视网膜血管瘤样增生）

3 型新生血管（RAP）定义为来自视网膜感觉神经层的新生血管。可见到视网膜内毛细血管的代偿性反应性扩张，并可见到滋养动脉和回流静脉。出现视网膜-脉络膜异常吻合。荧光造影的典型表现为早期的高荧光"热点"伴随晚期区域周围的荧光渗漏（图 8.7）。

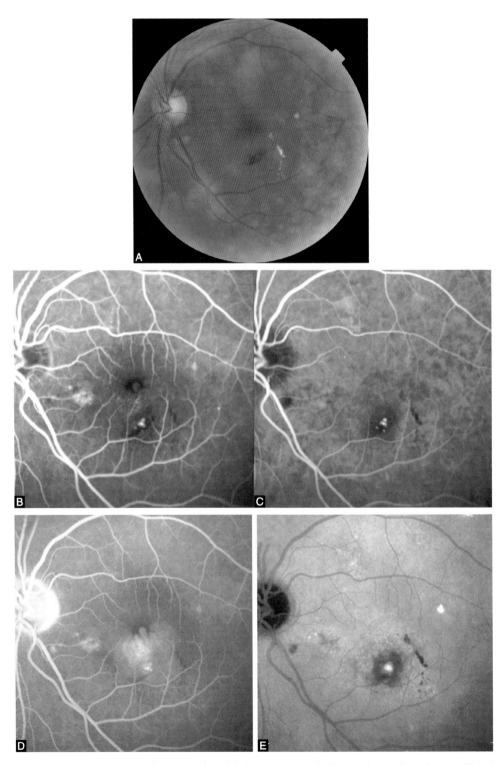

图 8.7A-E:3 型新生血管膜（视网膜血管瘤样增生）。（A）彩色眼底照片显示黄斑中心凹下视网膜内出血、渗出和视网膜水肿。（B）同步 FA 和 ICGA 的早期阶段（1:12.31）可同时显示黄斑区高荧光点。（D）同步 FA 和 ICGA 的晚期阶段（28:53.56）可见黄斑区 FA 的荧光渗漏（E）以及 ICGA 的增大的高荧光点伴黄斑区环状低荧光区

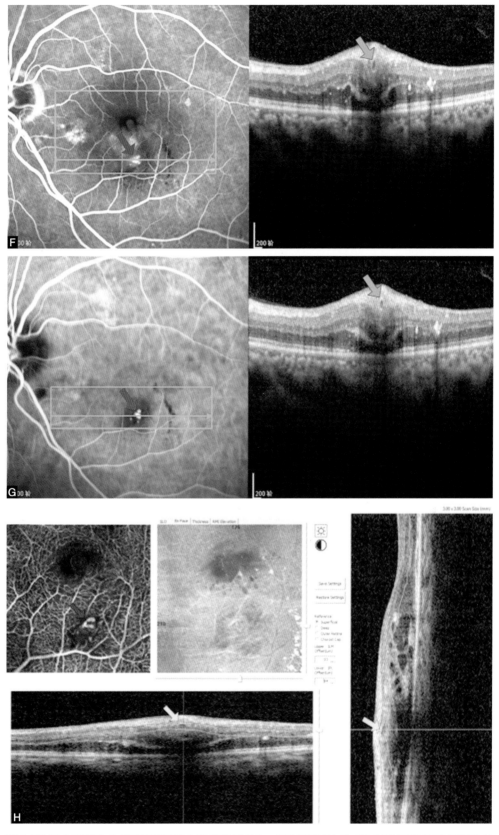

图 8.7F-H:3 型新生血管膜(视网膜血管瘤样增生)。(F)同步 FA 和 SD-OCT 同时显示高荧光点(红色箭头处)和视网膜内层毛细血管增生(蓝色箭头处)。(G)同步 ICGA 和 SD-OCT 可见高荧光点(红色箭头处)和视网膜内层毛细血管增生(蓝色箭头处)。(H)Angio OCT®显示深层视网膜内增大的毛细血管增殖(红色箭头处)与 SD-OCT 显示的毛细血管窦区(黄色箭头处)相符

五、息肉样脉络膜血管病变

息肉状脉络膜血管病变(PCV)在临床和流行病学上和新生血管型 ARMD 不同。这类患者有着独特的视网膜下息肉样血管改变,并伴有浆液性和出血性视网膜色素上皮层脱离(RPED)。主要特征性表现为黄斑区和视乳头周围脉络膜分支血管网及其末端的息肉样扩张相连。ICGA 对其边界及病变范围的成像优于FA。色素上皮层脱离以及伴随的出血也经常可以遇到(图8.8 和图8.9)。

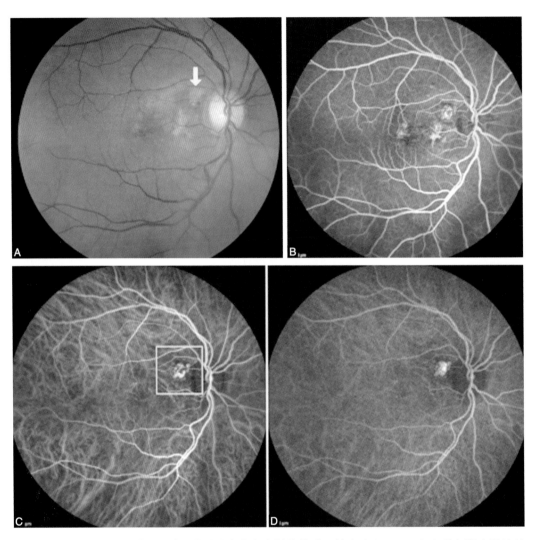

图 8.8A-D:一名 74 岁的非洲裔美国女性患者的息肉样脉络膜血管病变(PCV)。(A)彩色眼底照片显示视乳头周边橙色息肉样病灶及微小的 RPED,伴有相邻视网膜颜色改变。(B)FA 可见荧光素着染的息肉样病灶。息肉样病灶相毗邻的分支血管网(BVN)可见轻度荧光素渗漏。(C 和 D)ICG 造影的早期和晚期均可见 ICG 充盈的息肉样病灶

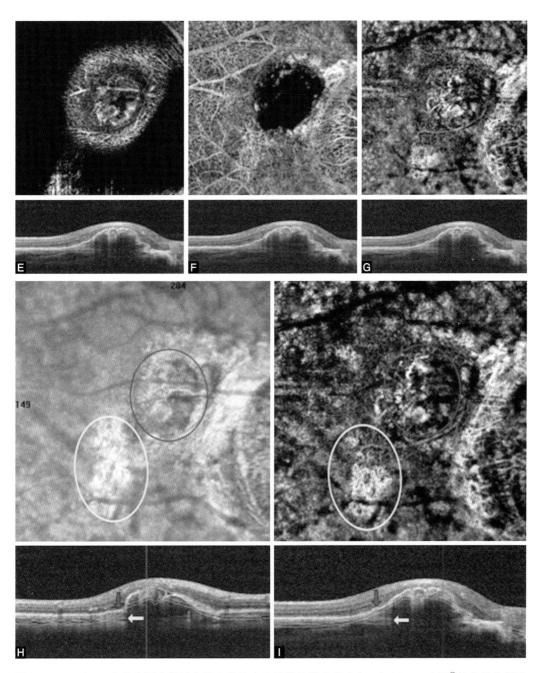

图 8. 8E-I：一名 74 岁的非洲裔美国女性患者的息肉样脉络膜血管病变。(E)Angio OCT®的直线分界线接近 RPED 顶点的位置时可见息肉样病灶。(F)Angio OCT®的直线分界线接近 RPED 底部的位置时可见来自 BVN 的血流信号(G)Angio OCT®的曲线分界线同时包括了息肉样病灶和 BVN。En face OCT (H)和 Angio OCT®(I)分界参考曲线(绿线)显示了处位于 RPED 顶点位置的息肉样病灶(红圈内)和在 RPE(红色箭头处)和 Bruch 膜(黄色箭头处)之间的 BVN(黄圈内)

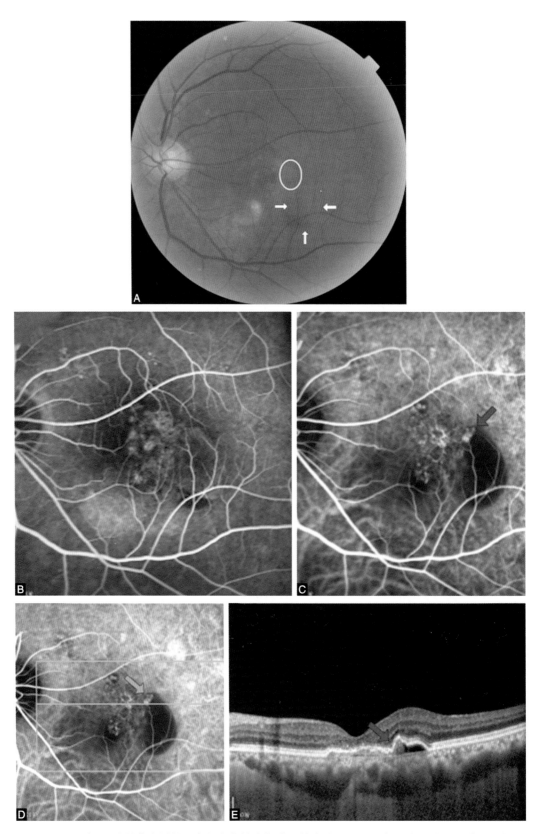

图 8.9A-E:一名 62 岁的华裔男性患者的息肉样脉络膜血管病变。(A)彩色眼底照片显示黄斑区橙红色病灶(黄圈内)和 RPED(白色箭头处)。(B 和 C)同步 FA(B)和 ICGA(B)的早期(0:43.28)同时显示息肉样病变(红色箭头处)。在息肉样病变处左边可见分枝血管网。(D 和 E)同步 ICGA(1:52.79)和 SD-OCT 显示 RPED(红色箭头处)和息肉样病变区(蓝色箭头处)相一致

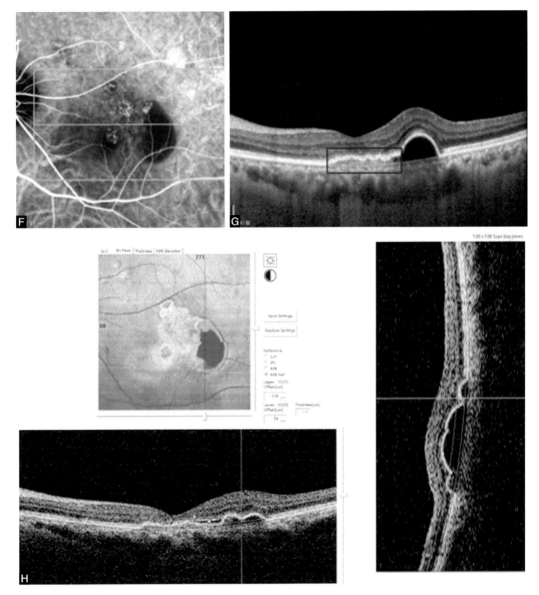

图 8.9F 和 H：一名 62 岁的华裔男性患者的息肉样脉络膜血管病变。（F 和 G）SD-OCT（G）揭示的双线征（红色矩形）与同步 ICGA（1∶52.79）（F）的分支血管网相符。（H）*En face* OCT 显示多个 RPED 伴有积液和清晰的边界。分支血管网在 *en face* OCT 中表现为高反射区域

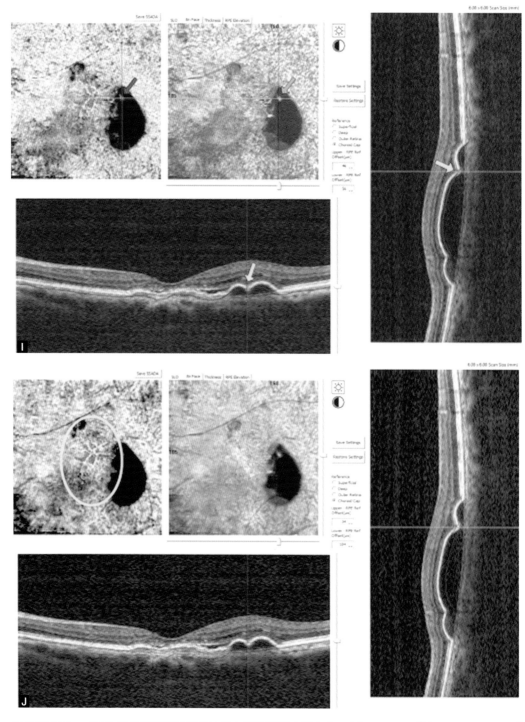

图 8.9I 和 J: 一名 62 岁的华裔男性患者的息肉样脉络膜血管病变。(I)Angio OCT® 和 *en face* OCT 显示的息肉样病灶区(红色和蓝色箭头处)与 SD-OCT 显示的 RPED 凹痕(黄色箭头处)相一致。(J)当 Angio OCT® 的分界线位于 RPE 和 Bruch 膜之间时,可见到 BNV(黄圈内)

第三节　总　　结

随着荧光素造影、OCT 及现在的 Angio OCT 的发展,我们对渗出性 AMD 的病理性的理解逐渐深入。虽然现在的 Angio OCT® 研究在捕捉范围方面相对 FA 和 ICGA 仍然有限,但是 Angio OCT® 所这种非侵入性的检查,较荧光造影和单独依靠 OCT 而言,能提供更多的结构细节信息。在某些情况下 Angio OCT® 能检测到其他仪器无法发现的病理性血管改变。

（陈世豪　译）

参考文献

1. Klein R, Klein BE, Linton KL. Prevalence of age-related maculopathy. The Beaver Dam Eye Study. Ophthalmology. 1992;99: 933-43.

2. Klein R, Klein BE, Tomany SC, et al. Ten-year incidence and progression of age-related maculopathy: The Beaver Dam Eye Study. Ophthalmology. 2002;109:1767-79.

3. Friedman DS, O'Colmain BJ, Munoz B, et al. Prevalence of age-related macular degeneration in the United States. Arch Ophthalmol. 2004; 122(4): 564-72.

4. Gass JD. Biomicroscopic and histopathologic considerations regarding the feasibility of surgical excision of subfoveal neovascular membranes. Am J Ophthalmol. 1994;118:285-98.

5. Green WR. Histopathology of age-related macular degeneration. Molecular Vision. 1999; 5:27.

6. Yannuzzi LA, Negrâo S, Lida T, et al. Retinal angiomatous proliferation in age-related macular degeneration. Retina. 2001;21(5):416-34.

7. Freund KB, Ho IV, Barbazetto IA, Koizumi H, et al. Type 3 neovascularization: the expanded spectrum of retinal angiomatous proliferation. Retina. 2008;28:201-11. doi: 10.1097/IAE.0b013e3181669504.

8. Yannuzzi L, Sorenson J, Spaide RF, Lipson B. Idiopathic polypoidal choroidal vasculopathy. Retina. 1990;10:1-8.

9. Yannuzzi LA, Wong DWK, Sforzolini BS, et al. Polypoidal choroidal vasculopathy and neovascularized age-related macular degeneration. Arch Ophthalmol. 1999;117(11):1503-01.

10. Sho K, Takahashi K, Yamada H, et al. Polypoidal choroidal vasculopathy: incidence, demographic features, and clinical characteristics. Arch Ophthalmol. 2003;121(10):1392-6.

11. Olsen TW, Feng X, Kasper TJ. Fluorescein angiographic lesion type frequency in neovascular age-related macular degeneration. Ophthalmology. 2004;111(2):250-5.

12. Soubrane G, Coscas G, França C, et al. Occult subretinal new vessels in age-related macular degeneration. Natural history and early laser treatment. Ophthalmology. 1990;97(5):649-57.

13. Jorzik JJ, Almut B, Stefan D, et al. Digital simultaneous fluorescein and indocyanine green angiography, autofluorescence, and red-free imaging with a solid state laser-based confocal scanning laser ophthalmoscope. Retina. 2005;25(4):405-16.

14. Guyer DR, Yannuzzi LA, Slakter JS, et al. Digital indocyanine-green videoangiography of occult choroidal neovascularization. Ophthalmology. 1994;101(10):1727-37.

15. Regilio CD, Benson WE, Maguire JI, et al. Indocyanine green angiography and occult choroidal neovascularization. Ophthalmology. 1994;101(2):280-8.

16. Guyer DR, Yannuzzi LA, Slakter JS. Classification of choroidal neovascularization by digital indocyanine green angiography. Ophthalmology. 1996;103(12):2054-60.

17. Hee MR, Baumal CR, Puliafito CA, et al. Optical coherence tomography of age-related macular degeneration and choroidal neovascularization. Ophthalmology. 1996;103(8):1260-70.

18. Coscas F, Coscas G, Souied E, et al. Optical coherence tomography identification of occult choroidal neovascularization in age-related macular degeneration. Am J Ophthalmol. 2007;144(4):592-9.

19. Gess AJ, Fung AE, Rodriquez JG. Imaging in neovascular age-related macular degeneration. Semin Ophthalmol. 2011;26:225-33.

20. Schmidt-Erfurth U, Chong V, Loewenstein A, et al. Guidelines for the management of neovascular are-related macular degeneration by the European Society of Retina Specialists (EURETINA). Br J Ophthalmol. 2014; 98:1144-67.

21. Mathew R, Pefkianaki M, Kopsachilis N, et al. Correlation of fundus fluorescein angiography and spectral domain optical coherence tomography in identification of membrane subtypes in neovascular arge-related macular degeneration. Ophthalmologica. 2014;231: 153-9.

22. Jia Y, Tan O, Tokayer J, Potsaid B, Wang Y, Liu JJ, et al. Split-spectrum amplitude-decorrelation angiography with optical coherence tomography. Opt Express. 2012;20:4710-24.

23. Tokayer J, Jia Y, Dhalla A, Huang D. Blood flow velocity quantification using split-spectrum amplitude-decorrelation angiography with optic coherence tomography. Biomed Opt Express. 2013 Oct; 4(10): 1909-24.

24. Jia Y, Bailey S, Wilson D, et al. Quantitative optical coherence tomography angiography of choroidal neovascularization in age-related macular degeneration. Ophthalmology. 2014;121:1435-44.

9

第九章　Angio OCT® 在其他疾病脉络膜新生血管膜检查中的应用

Maddalena Quaranta-El Maftouhi，Adil El Maftouhi

Angio OCT® 技术的发展，使得目前能对多种新生血管性疾病进行新的理解和图像阐释。

本章综述 Angio OCT® 在几种常见的后极部新生血管性病变中的应用。

第一节　慢性中心性浆液性脉络膜视网膜病变中的 1 型 CNV

对于慢性中心性浆液性脉络膜视网膜病变（central serous chorioretinopathy，CSC），Ⅰ型 Angio OCT® 的表现被新近描述。尽管应用了多模式的成像技术，仍很难明确 CNV 是否存在，以及区分一个病例是出现了 CNV 还是典型息肉样脉络膜血管病变

（polypoidal choroidal vasculopathy，PCV）的并发症（图 9.1 A 到 D）。根据标准 OCT 检查结果，慢性 CSC 按 RPE 复合体外形的不同可以表现为两种形式，即可以表现为 RPE 平坦，或 RPE 复合体轻微地隆起及波浪形起伏。在 Angio OCT® 中，所有显示出第二种 RPE 复合体形式的患者都出现了血管化（图 9.2 A 和 B），即使 ICG 血管造影也很难检测出 CNV 的清晰征象。新生血管位于隆起的 RPE 和 Bruch 膜之间（1 型 CNV）。新生血管网呈车轮辐射状，并表现出沿着主干的一些扩张，但这并非息肉样扩张的典型征象（图 9.3 A 和 B）。

Angio OCT® 有助于明确诊断继发于慢性 CSC 的 1 型 CNV，并提示 OCT 显示的轻微隆起及波浪形的 RPE 曲线与 CNV 之间存在一定的关系。

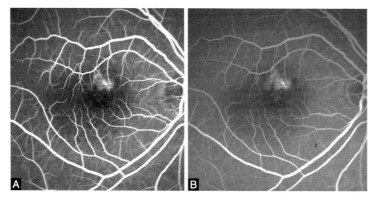

图 9.1A-B：（A 和 B）一个 57 岁的慢性 CSC 患者随访 6 年中的右眼荧光素血管造影。在血管造影的早期可见中心凹上方的高荧光病变，晚期出现无源性渗漏

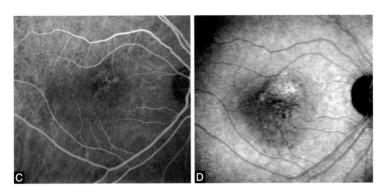

图 9.1C-D：（C 和 D）ICG 血管造影显示早期高荧光的脉络膜血管网，晚期转变为高荧光的斑块

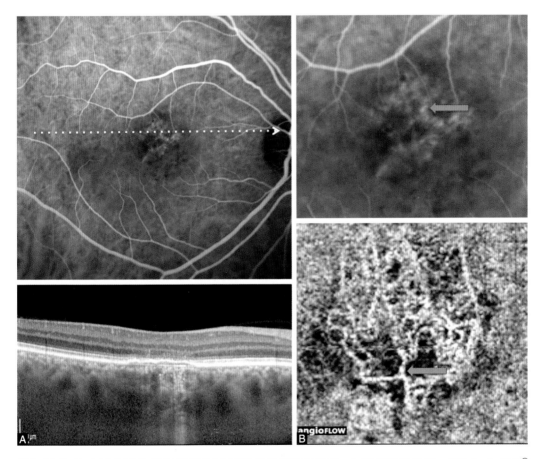

图 9.2A 和 B：（A）OCT B 型扫描显示了 RPE 的轻微隆起和 Bruch 膜的轻度增厚。（B）Angio OCT®（3mm×3mm）显示了在波浪形 RPE 平面内的 1 型 CNV。CNV 显示为颗粒状的细管道，比 ICG 造影下的血管网扩展范围更大

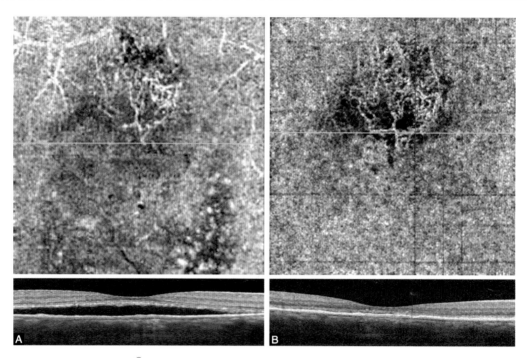

图 9.3A 和 B:Angio OCT®(3mm×3mm)(A)CSC 的 CNV 在基线处表现为大泡状浆液性脱离。(B)使用维速达尔(Visudyne)光动力治疗 3 个月后,新生血管网仍旧充盈,但不再渗出

第二节　息肉样脉络膜血管病变(PCV)

　　ICG 血管造影是 PCV 诊断的金标准,表现为在相互连接的新生血管网周边或上面出现一个或多个早期高荧光点。

　　在 OCT 扫描中,息肉样扩张表现为在异常状态下才可见的 Bruch 膜上的 RPE 层圆顶状隆起。圆形的、光学中空的点在 RPE 脱离层内很常见,这刚好与息肉相对应。相互连接的新生血管网表现为波浪形以及轻微隆起的 RPE 轮廓(图 9.4 A-C)。

　　在 Angio OCT® 中(图 9.5 A 和 B),息肉以及相互连接的新生血管网都可在 RPE 下见到。整个息肉样复合体呈鞋带状,这是 PCV 的典型表现。沿着相互连接的新生血管,可以看到一些扩张(息肉)。然而,息肉和新生血管网并不在同一个平面,所以需要进行两层或更多的连续层面分析进行观察,且剖片的厚度应根据息肉的大小进行调整(图 9.6)。

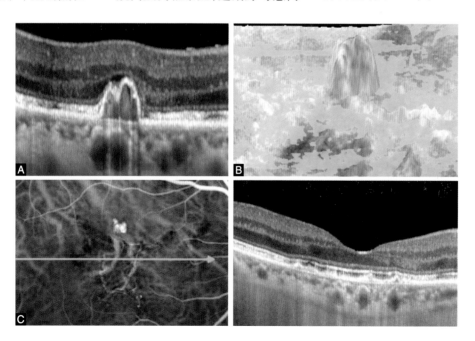

图 9.4A-C:(A 和 B)息肉样结构的 OCT 扫描及其隆起的地形图。表现为典型的圆顶状,以及 RPE 的陡峭隆起。(C)相互连接的新生血管网表现为轻微隆起并且起伏的 RPE 脱离

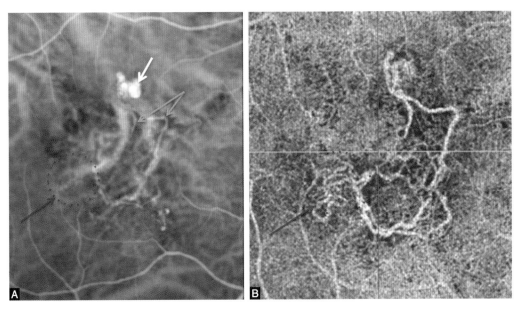

图 9.5A 和 B:(A)ICG 血管造影在早期,只能显示息肉样病变(白色箭头)和相互连接的新生血管网中的大血管(蓝色箭头)。(B)Angio OCT® 可显示整个 RPE 下方的新生血管网,比 ICG 血管造影能提供更多有关新生血管网分布范围的信息(红色箭头)

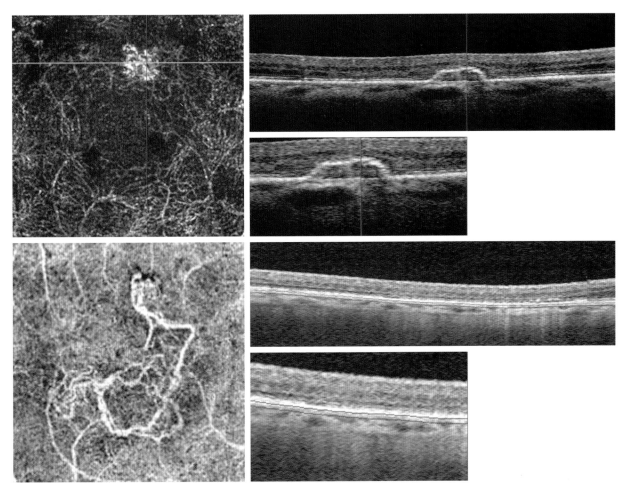

图 9.6:息肉样病变与新生血管网处于不同的平面上,选择合适的剖片,能够更好地将其显示出来

第三节　病理性近视中的 CNV

　　病理性近视的 CNV 通常尺寸较小,在荧光素血管造影(FA)中表现出轻微的晚期渗漏。尽管近视性 CNV 是典型性的,且位于 RPE 下方,但传统的 FA 仍很难显示其精确结构。高敏感性和特异性的 An-gio OCT® 则可以观察非常小的 CNV 的细节。大血管与低灌注区域形成对比。目前尚未明确围绕在新生血管周边及以下的暗区是由渗出性物质还是低灌注所导致。CNV 的外围边缘由更薄的、不成熟的、容易渗漏的血管组成,可能由于覆盖在 CNV 之上的渗出导致血流信号的光学衰减,从而表现为较模糊的血流(图 9.7 A 和 B)。

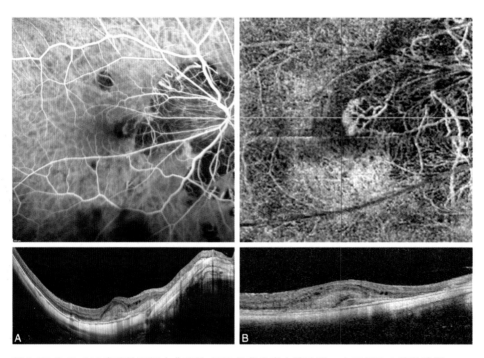

图 9.7A 和 B:(A)病理性近视中典型性 CNV 的荧光素血管造影。由于新生血管的渗漏,无法观察到这个小的 CNV 的细节。(B)在 Angio OCT® 中(3mm×3mm),由于血流侦测的高敏感性,可以显示新生血管由两部分组成:一部分是高荧光的大血管,与低荧光的背景形成对比,另一部分是高反射性的模糊的外围边缘(可能与弥散性水肿相关)

第四节　血管样条纹和 CNV

　　血管样条纹(Angiod streaks,AS)是由弹性组织病理性钙化导致 Bruch 膜的断裂。在 ICG 血管造影中,其晚期高荧光被描述为散布的针尖样小点。2 型 CNV 可以并发 AS,其诊断通常基于 FA,仅在一些更复杂的病例中,需要靠 ICG 血管造影(图 9.8 和 9.9)。

　　Angio OCT® 不仅可以显示 2 型 CNV(位于 RPE 复合体上的高反射血管网),也可以显示 1 型 CNV(位于 RPE 和 Bruch 膜之间的充盈的 CNV)。1 型 CNV 可能紧挨着典型部分,但也可能在远处沿着 AS 分布(图 9.10 A 和 B)。

　　Angio OCT® 首次阐明了一些在 ICG 血管造影中显示为高荧光的新生血管的特性,并诊断 AS 中充盈的 1 型 CNV(图 9.11 A 和 B)。

　　抗 VEGF 治疗的良好疗效在 Angio OCT® 上非常明显(图 9.12),表现为去相关信号的消失。

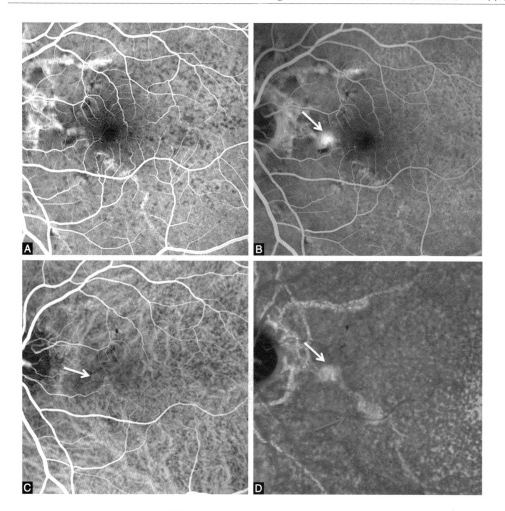

图 9.8A-D：(A 和 B)沿着条纹基床的典型性晚期渗漏的CNV(白色箭头)的荧光素血管造影。(C 和 D)ICG 血管造影早期图像中很少显示CNV(白色箭头),而晚期图像中模糊的荧光能将 CNV与高荧光的 AS 区分开来,可看到晚期第二个高荧光区域(红色箭头)

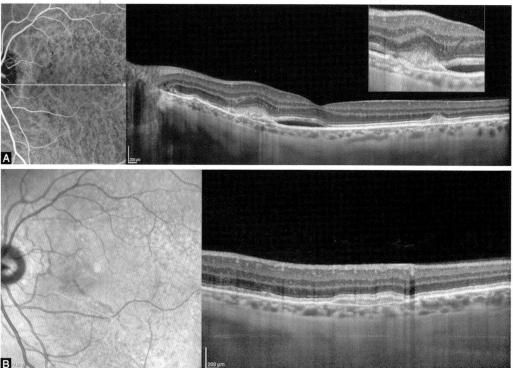

图 9.9A 和 B：(A)OCT B 型扫描显示了一个轻微高反射的视网膜下物质,与一处微小 RPE 脱离相关的近期的典型性 CNV 相符合(红色箭头)。(B)在 ICG 高荧光区域进行 OCT B 型扫描能显现血管样条纹。RPE 被一轻微反射性物质抬高

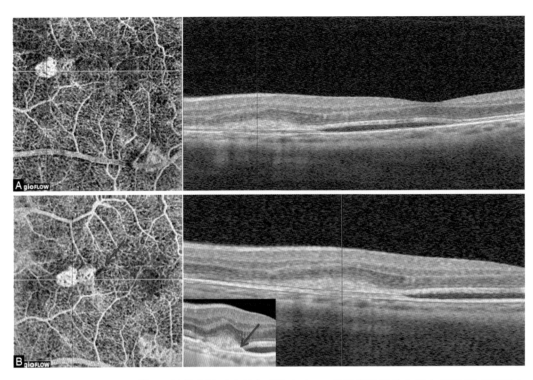

图 9.10A 和 B:Angio OCT®。足够的分层可以观察到整个 CNV,并且能够揭示在微小 RPE 脱离平面上存在隐蔽组成成分(红色箭头)

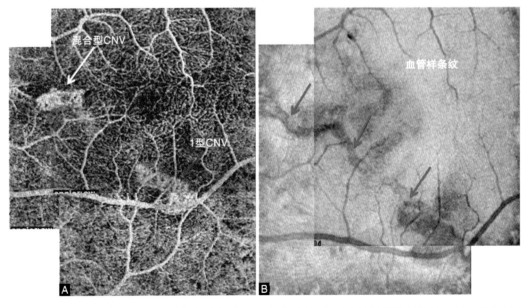

图 9.11A 和 B:(A)在 Angio OCT®合成图中,在 OCT 扫描中远离 CNV 的轻微隆起的区域存在灌注(红色箭头),这种 1 型 CNV 尚未渗出。(B)En face OCT 合成图可显示 AS

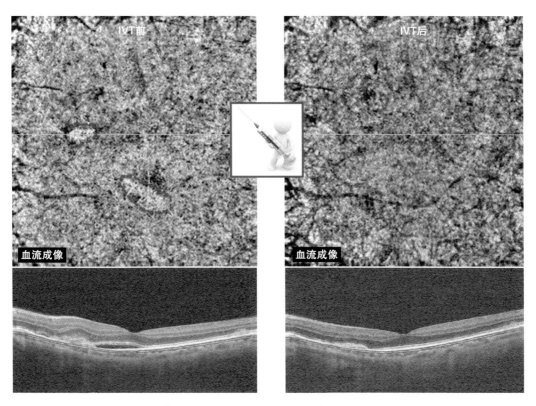

图 9.12：在 Angio OCT®中，抗 VEGF 治疗一个月后的隐匿性和典型性 CNV 都不再充盈

第五节　多灶性脉络膜炎中的 CNV

在多灶性脉络膜炎(multifocal choroiditis,MC)中，典型性 CNV 通过发生炎症后断裂的 Bruch 膜和 RPE 穿透到视网膜神经上皮层之下(图 9.13 A 和 B)。

在 Angio OCT®中，MC 的 CNV 与 AMD 中典型性的 CNV 表现相同，都表现为典型的海扇状或车轮辐射状，但基本未见 1 型 CNV(图 9.14A 和 B)。抗 VEGF 治疗通常能使视网膜下新生血管成分退化，但在穿透部位的 CNV 仍然保持灌注，这可能是导致远期复发的原因(图 9.15A 和 B)。

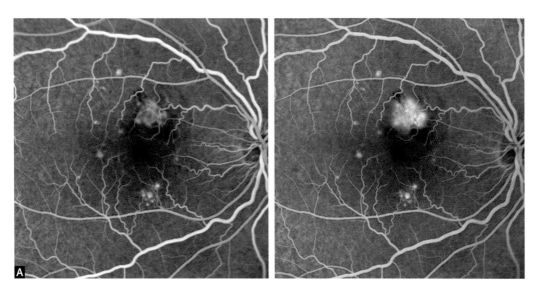

图 9.13A：继发于 MC 的典型性 CNV 的荧光素血管造影。早期高荧光的 CNV 被隆起的低荧光环所围绕。晚期的渗漏掩盖了 CNV 的细节。因窗样缺损而出现的多处高荧光点是既往脉络膜炎的血管造影征象

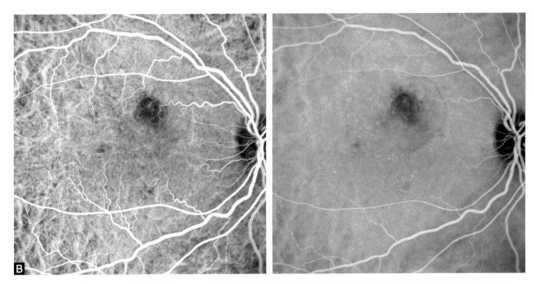

图 9.13B:在 ICG 血管造影中,CNV 太小,无法清楚地显示新生血管的细节。脉络膜炎瘢痕表现为低荧光

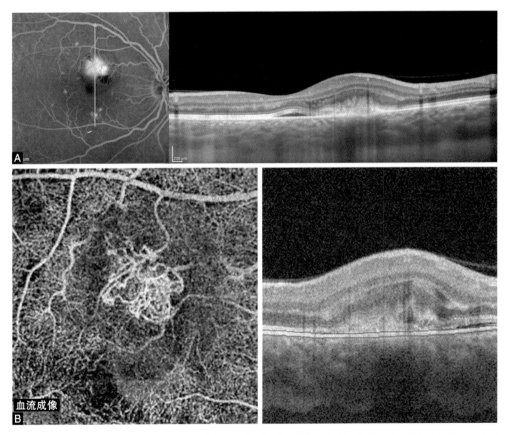

图 9.14A 和 B:(A)OCT 扫描显示了一个视网膜下轻微反射的物质,这是伴有浆液性视网膜脱离的典型性 CNV 的特征性表现。(B)在 Angio OCT®(3mm×3mm)中能极佳地显示出海扇形的新生血管,如血管形成的花边一样

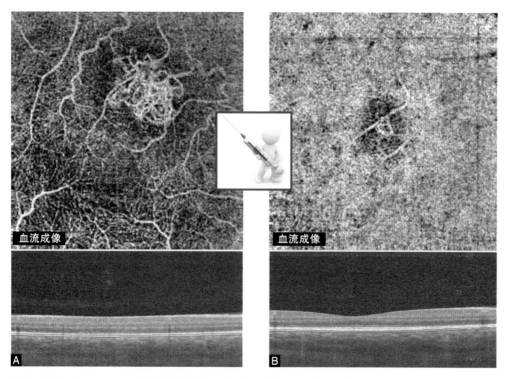

图 9.15A 和 B：anti-VEGF 治疗前（A）和治疗后（B）的 CNV。视网膜下 CNV 的退化很完全。只有在穿透部位（炎症后的 Bruch 膜和 RPE 损害）的血管仍存留着灌注状态

第六节　假性卵黄状营养不良和 CNV

在网状营养不良尤其是假性卵黄状营养不良中，荧光素血管造影晚期物质着染和 CNV 晚期渗漏的鉴别诊断是一大难点，特别是在并发新生血管的极早期（图 9.16A 和 B）。

Angio OCT®的高度敏感性和特异性使得即使存在着假性卵黄样物质也能够识别血管化和充盈的 CNV。即使在出现视网膜内渗出之前也能检测到充盈的 CNV，因此 Angio OCT®可以成为早期诊断和合理治疗的依据（图 9.17A 和 B）。

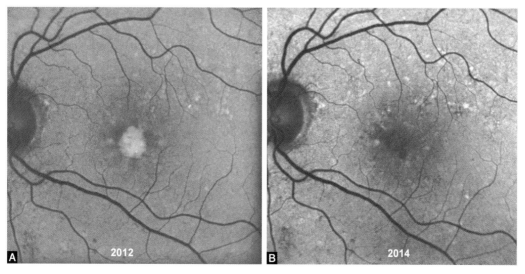

图 9.16A 和 B：2 年间高自发反射物质演变的自发荧光图像。高自发反射物质的再吸收证实了中心凹高自发荧光点的消失

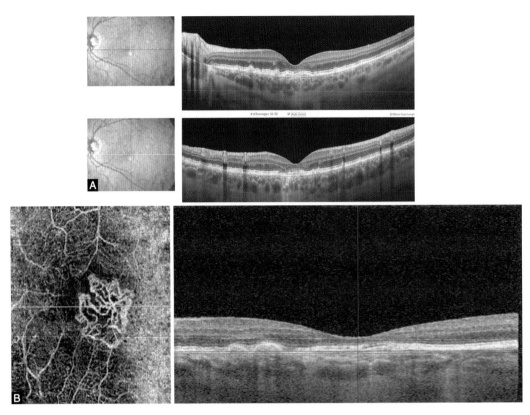

图 9.17A 和 B：（A）在 OCT 扫描中，一些 RPE 复合体的波浪形起伏与玻璃膜疣相符合。一些萎缩性病变可导致 RPE 的改变。（B）Angio OCT® 在没有渗出征象的情况下能意外诊断出充盈的 1 型 CNV

Angio OCT® 可提供 CNV 合并视网膜疾病的一些独特细节的信息，而这些并不能被其他技术所成像。根据我们的经验，Angio OCT® 是早期、合理诊断和治疗 CNV 的新的基本工具。

（高蓉蓉　译）

参考文献

1. Jia Y, Tan O, Tokayer J, Potsaid B, Wang Y, Liu JJ, et al. Split-spectrum amplitude-decorrelation angiography with optical coherence tomography. Opt Express. 2012;20(4):4710-25.

2. Jia Y, Wei E, Wang X, Zhang X, Morrison JC, Parikh M, et al. Optical coherence tomography angiography of optic disc perfusion in glaucoma. Ophthalmology. 2014;121(7):1322-32.doi:10.1016/j.ophtha. 2014.01.021. Epub 2014 Mar 12.

3. Spaide RF, Klancnik JM Jr, Cooney MJ. Retinal vascular layers imaged by fluorescein angiography and optical coherence tomography angiography. JAMA Ophthalmol. 20151;133(1):45-50. doi: 10.1001/ jamaophthalmol. 2014.3616

4. Jia Y, Bailey ST, Wilson DJ, Tan O, Klein ML, Flaxel CJ, et al. Quantitative optical coherence tomography angiography of choroidal neovascularization in age-related macular degeneration. Ophthalmology. 2014;121(7): 1435-44.

5. Lumbroso B, Huang D, Jian Y, Fujimoto JG, Rispoli M. Clinical guide to Angio-OCT.Jaypee. ISBN: 978-93_5152-399-4.

6. Wei E, Jia Y, Tan O, Potsaid B, et al. Parafoveal Retinal Vascular Response to Pattern Visual Stimulation Assessed with OCT Angiography. PLoS ONE. 2012;8(12): e81343. doi:10.1371/journal.pone.0081343.

第十章 Angio OCT® 技术在脉络膜新生血管治疗后随访中的应用

Bruno Lumbroso,Marco Rispoli

Angio OCT® 技术可以通过显示血流来探测脉络膜新生血管（CNV），但不能显示血管的渗漏或染色。这种非侵入性的检查过程为 CNV 治疗后的密切随访提供了可能。这里我们报道 2 例应用 Angio OCT® 技术来测量 CNV 对治疗的反应性的案例。

软件可以采用多种的方法区分不同的 CNV，可能有助于研究 CNV 的 1 型、2 型和 3 型。

我们在 2 个患者中应用了实验版本的软件，其能间接地显示 CNV 内的血流（平均像素密度）及 CNV 的面积，这些均与玻璃体腔内注药及视力相关。

这些病例证实了 Lumbroso 和 Huang 的结论，表明 CNV 的血管重新开放一般发生在积液再次出现前的 2 周。CNV 血流和面积的变化早于积液的出现和视力下降，但需要更大样本的研究来证实。一旦被证实，Angio OCT® 技术将有助于指导需要注药的间隔时间，避免积液再次出现。令人感兴趣的是，是否可以通过此项技术证明，更频繁的注药，更好地阻止 CNV 血管再通，因而可以取得更早且更持久的消退 CNV 的效果（图 10.1 到图 10.7）。

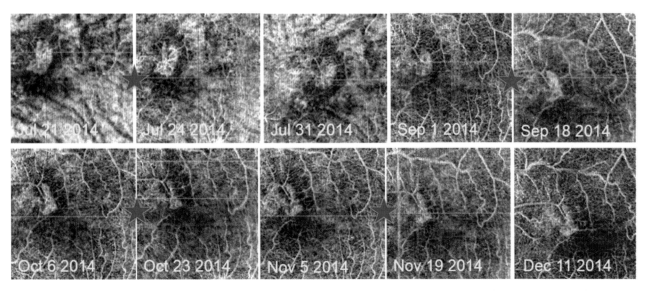

图 10.1：玻璃体腔注射阿柏西普治疗 CNV 后的血流图像。我们可以清楚地观察到 CNV 的血管网。红色的星星代表注射阿柏西普

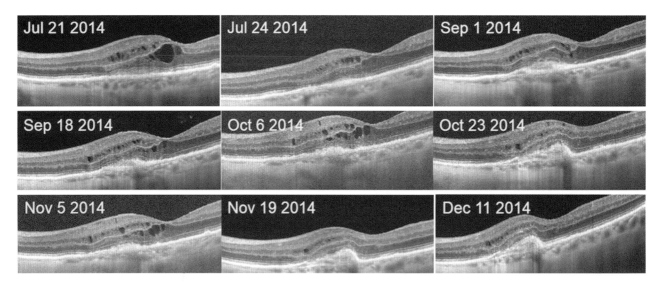

图 10.2:OCT B 扫描显示的组织结构与血流图像相关,黄斑囊样水肿逐渐吸收

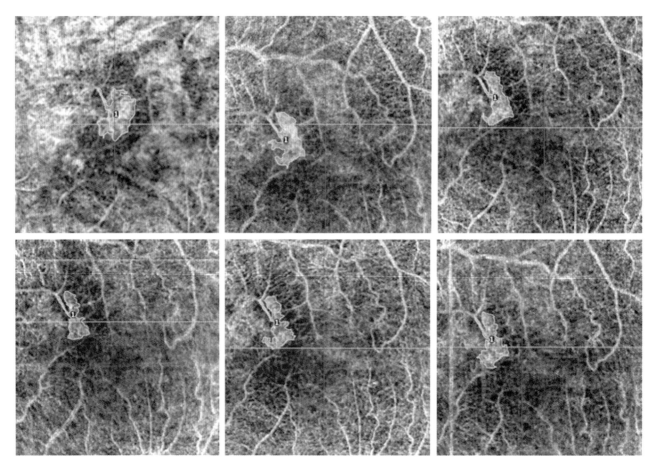

图 10.3:手绘脉络膜新生血管区域,面积及像素密度计算

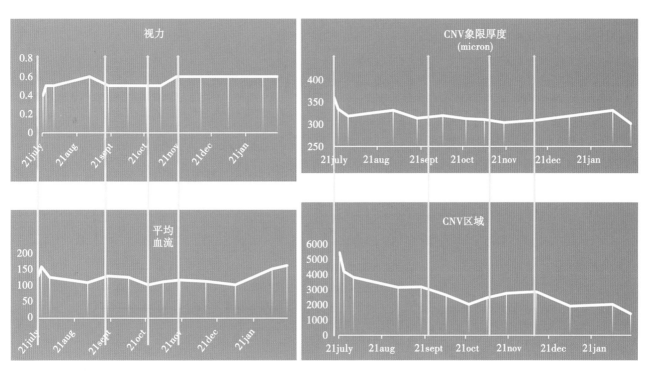

图 10.4：在 CNV 的随访中，相关的视力变化间接地反应 CNV 的血流、黄斑厚度及 CNV 的区域的变化。黄色箭头表示玻璃体腔注药

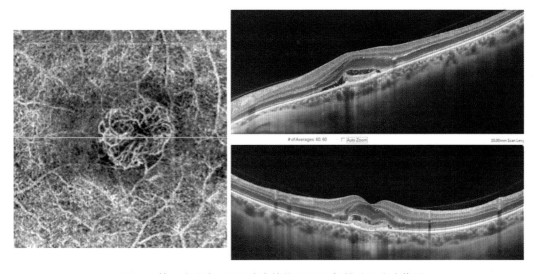

图 10.5：第 2 个患者：CNV 治疗前的 OCT B 扫描及血流成像图

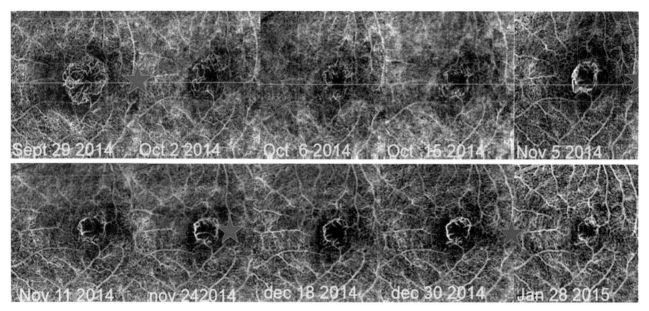

图 10. 6:注射阿柏西普治疗 CNV 后的血流图像。我们可以清楚地观察到 CNV 的血管网。红色的星星代表注射雷珠单抗

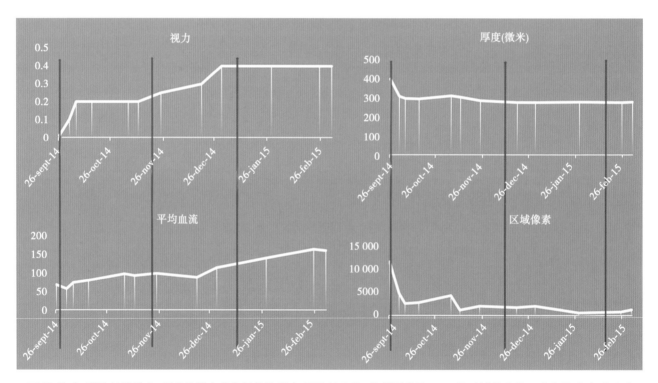

图 10. 7:在 CNV 的随访中,相关的视力变化间接地反应 CNV 的血流、黄斑厚度及 CNV 的区域的变化。黄色箭头表示玻璃体腔注药

(陈有信　译)

第十一章　非新生血管性年龄相关性黄斑变性

Talisa de Carlo，Eric Moult，WooJhon Choi，Nadia K Waheed，Jay S Duker，James G Fujimoto

第一节　前　　言

非新生血管性或干性年龄相关性黄斑变性（AMD），在病变早期以玻璃膜疣形成和色素改变为特征，在病变晚期以光感受器及视网膜色素上皮层缺损（地图状萎缩，GA）为特征。非新生血管性 AMD 的血流改变可发生于两种不同的情形中，干性 AMD 进展为湿性 AMD 及脉络膜血液循环改变时，以上两者情形均为引起非新生血管性 AMD 血流改变的首要或次要原因。例如：玻璃膜疣的增加与中心凹下的脉络膜血流减少相关，有假说认为这可以预测 AMD 的进展[1]。

Angio OCT® 技术（OCTA）能够观察到脉络膜毛细血管层血流。因此，可将其用来评估非新生血管性 AMD。Bruch 膜下的脉络膜毛细血管层区域的改变可以通过 En face OCTA 的快速成像观察到。由于 OCTA 采用运动对比技术使血流成像，OCTA 呈现的脉络膜毛细血管层改变可反映脉络膜毛细血管层萎缩（无血流）或血流情况不佳。OCTA 获取成像的灵敏阈值由 OCT 重复横向扫描的时间间隔所决定，如果血流速度低于灵敏阈值时，血管结构在 OCTA 下将不可见，因此可能会被误认为脉络膜萎缩。为避免这种漏诊，可通过增加 OCTA 测量的时间间隔，提高 OCTA 的灵敏度（例如：降低最低可检测流速），这样就可以检测到相对低流速的血流。然而，增加扫描时间间隔同样会增加 OCTA 对于眼球运动及其他混杂因素的敏感性。为此，扫描时间间隔对于 OCTA 成像是一个重要的参数。麻省理工学院（电气工程与计算机科学系，坎布里奇，马萨诸塞州）实验原型扫频 OCT（SS-OCT）的重复 OCT B 型扫描时间间隔为 1.5ms，来自美国 Optovue 公司（弗里蒙特，加利福尼亚）的频域 OCT（SD-OCT）重复 OCT B 型扫描时间间隔为 5ms。

第二节　早　　期

正常眼的脉络膜血管，OCTA 呈现出均匀密集的血管网络，在周边部视网膜下呈小叶样形态，在黄斑区呈现出均匀的形态，但很难区分特异性的毛细血管。使用波长为 840nm 的 SD-OCT 和波长为 1050nm 的 SS-OCT 时均可以观察到这两组形态（图 11.1）。SS-OCT 对深层脉络膜成像更清晰。非新生血管性 AMD 通常伴有脉络膜血管层密度的降低，在某些病例中，还会出现中心凹下脉络膜毛细血管层消失。在轻度干性 AMD 中，仅有少许硬性及软性玻璃膜疣，采用 SS-OCT 系统的 OCTA 扫描，脉络膜毛细血管层黑斑点可以作为脉络膜毛细血管密度降低的证据，并能够显现较大的血管。（图 11.2，SS-OCT 波长为 1050nm）。病变越严重，这些变化越明显。在非新生血管性 AMD 中，OCT B 型扫描显示了视网膜外层的破坏，SS-OCTA 显示了脉络膜血管层密度的明显降低（图 11.3，SS-OCT 波长为 1050nm）。在某些病例中，有时可能看到较大的脉络膜血管取代了其上方的脉络膜毛细血管层的位置(图 11.3C 和 D)。

由于 *en face* OCTA 图像(血流成像图)和相应 OCT B 型扫描可以进行图像配准,OCT B 型扫描就能用同样的方式进行滚动立体扫描。因此,相应 OCT B 型扫面可被认为是 Angio OCT® 图的特殊横断面。通过这种方法,可以发现一些玻璃膜疣的 B 型扫描与相应的脉络膜毛细血管层改变有关。然而,一些玻璃膜疣含有的致密物质能够导致脉络膜毛细血管层出现阴影,尤其是在使用较短的 840nm 波长的 SD-OCT 时。这可以说明在玻

璃膜疣相应的 OCT B 型扫描图像中,其下信号的降低可显现出伪影信号,同样,OCTA 信号的丢失来模拟脉络膜毛细血管层的丢失(图 11.4 和图 11.5,SD-OCT 波长为 840nm)。OCTA 呈现出玻璃膜疣下的脉络膜毛细血管层"缺损"的结果,应该更谨慎的解读,因为即使脉络膜毛细血管层血流是存在的,但由于信号的衰减而导致 OCTA 没有显现并出现伪影。图 11.6 为相同日期 SD-OCT 和 SS-OCT 在双眼非新生血管性 AMD 上的成像。SD-OCT 的 OCTA 可观察到伪影,而在 SS-OCT 的 OCTA 成像无伪影。

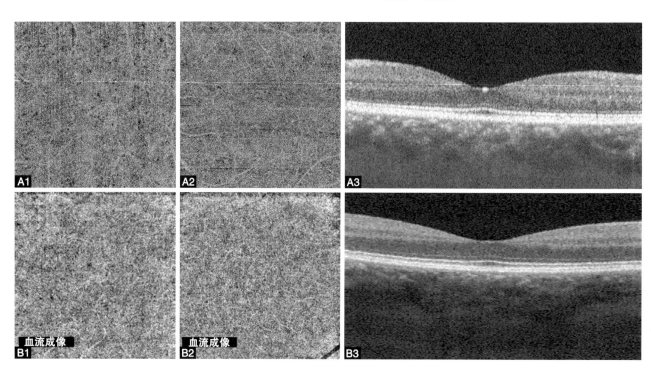

图 11.1:(A)使用波长为 1050nm 的实验原型扫频 OCT 系统(Department of Electrical Engineering and Computer Science, Massachusetts Institute of Technology, Cambridge, MA)检查并获取一位 40 岁中年白人女性的正常左眼 OCTA 图像。脉络膜毛细血管层密度均匀。3mm×3mm(A1)和 6mm×6mm(A2)为 *en face* OCTA 图像及(A3)为 OCT B 型扫描图像。(B)使用波长为 840nm 的 RTVue XR Avanti 频域 OCT(Optovue, Inc, Fremont, CA)系统的 AngioVue OCTA 软件检查并获取一位 28 岁青年白人女性的正常右眼 OCTA 图像。3mm×3mm(B1)和 6mm×6mm(B2)为 *en face* OCTA 图像,(B3)为 3mm 的 OCT B 型扫描。扫频 OCT 对脉络膜有着较深的穿透力但是频域 OCT 有着较好的轴向分辨率

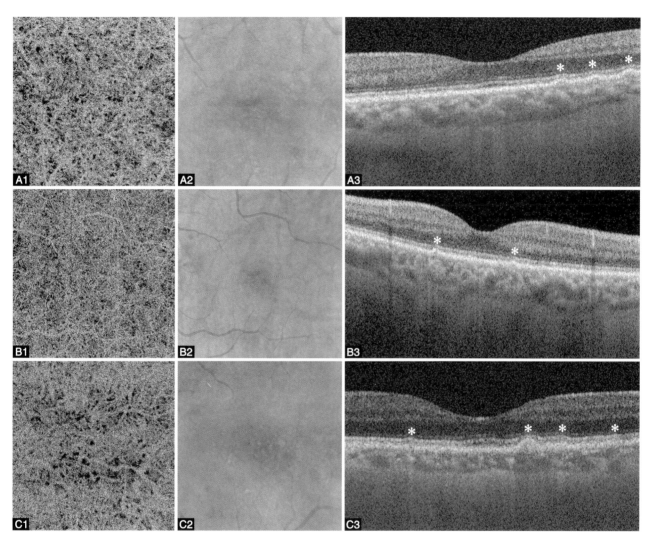

图 11. 2：使用波长为 1050nm 的实验原型扫频 OCT 系统（Department of Electrical Engineering and Computer Science, Massachusetts Institute of Technology, Cambridge, MA）获得 OCTA 图像。（A 和 B）3mm×3mm（A）和 6mm×6mm（B）为一位 75 岁老年白人男性左眼非新生血管性 AMD 的 OCTA 图像。（A1, B1）Angio OCT® 图显示广泛的脉络膜毛细血管层密度降低。（A2, B2）视网膜色素上皮层（RPE）的 *en face* OCT 显示玻璃膜疣的低色素病变。（A3, B3）OCT B 型扫描显示 RPE 层下的沉积物为玻璃膜疣（白色星号处）。（C）3mm×3mm 为一位 73 岁老年白人男性右眼非新生血管性 AMD 的 OCTA 图像。（C1）OCTA 显示广泛的脉络膜毛细血管层密度降低。（C2）视网膜色素上皮层（RPE）的 *en face* OCT 显示玻璃膜疣的低色素病变。（C3）OCT B 型扫描显示 RPE 层下的沉积物为玻璃膜疣（白色星号处）

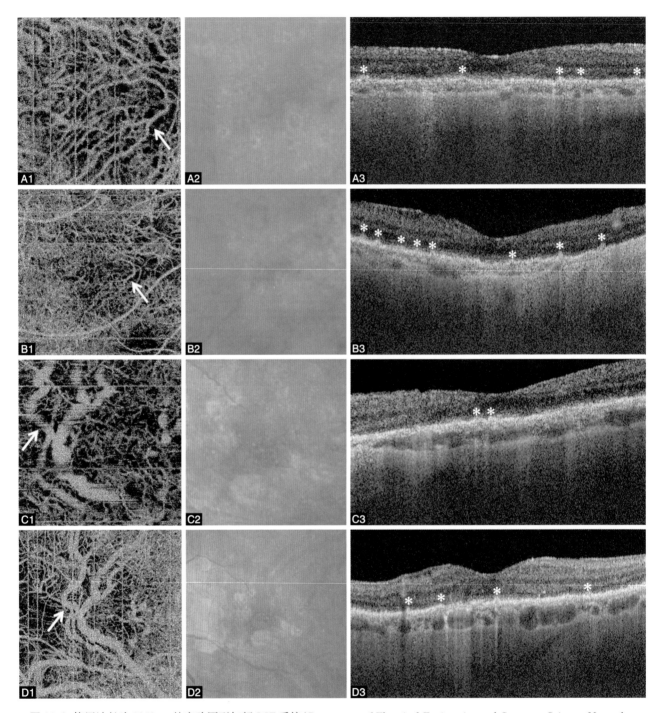

图 11.3:使用波长为1050nm 的实验原型扫频 OCT 系统(Department of Electrical Engineering and Computer Science,Massachusetts Institute of Technology,Cambridge,MA)获得 OCTA 图像。(A 到 D) 3mm×3mm(A)和 6mm×6mm(B)为右眼 OCTA 图像以及 3mm×3mm(C)和 6mm×6mm(D)为一位 87 岁老年白种男性左眼非新生血管性 AMD 的 OCTA 图像。(A1,B1,C1,D1) OCTA 显示出广泛的脉络膜毛细血管层密度严重降低。较大的脉络膜血管替代脉络膜毛细血管层,因此可以在 *en face* 图像中看到这种现象(白色箭头处)。(A2,B2,C2,D2) 视网膜色素上皮层(RPE)的 *en face* OCT 显示玻璃膜疣的低色素病变。(A3,B3,C3,D3)OCT B 型扫描显示 RPE 层下的沉积物为玻璃膜疣(白色星号处)。与椭圆体带、视网膜色素上皮层、Bruch 膜相对应的三条高反射带是很难分辨的

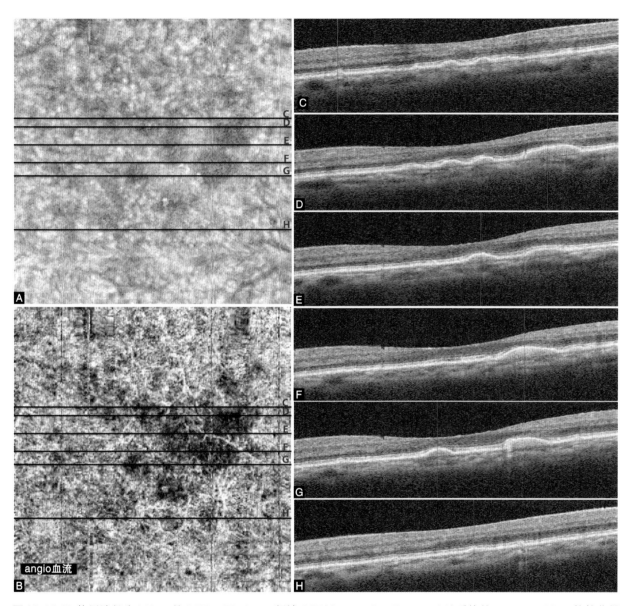

图 11. 4A-H:使用波长为 840nm 的 RTVue XR Avanti 频域 OCT(Optovue,Inc,Fremont,CA) 系统的 AngioVue OCTA 软件获得 OCTA 图像。3mm×3mm 图为一位 81 岁老年亚洲女性左眼非新生血管性 AMD 的 OCT 和 OCTA 图像。图(A)、图(B)分别 为 *en face* OCT 和 OCTA 在脉络膜毛细血管层的图像,显示信号衰减的区域。(C 到 H)在横断面用红线标记的相应 X 轴的 OCT B 型扫描图像。OCT B 型扫描显示玻璃膜疣与脉络膜毛细血管层低信号区域密切相关,这可能会被误认为血流受损。 (H)显示玻璃膜疣下更为低下的脉络膜毛细血管层低信号。(C)中硬性玻璃膜疣和潜在的脉络膜毛细血管层改变没有直 接关联

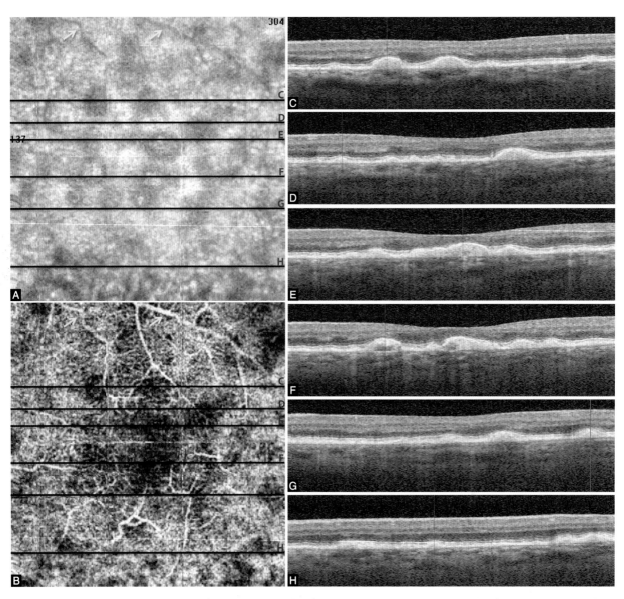

图 11.5A-H:使用波长为 840nm 的 RTVue XR Avanti 频域 OCT(Optovue,Inc,Fremont,CA)系统的 AngioVue OCTA 软件获得。3mm×3mm 图为一位 69 岁老年白人女性左眼非新生血管性 AMD 的 OCTA 图像。(A)、(B)分别为 *en face* OCT 和 OC-TA 在脉络膜毛细血管层的图像,显示信号衰减的区域及血流成像的阴影(黄色箭头处)。(C-H)在横断面用红线标记的相应 X 轴的 OCT B 型扫描图像。OCT B 型扫描显示玻璃膜疣与脉络膜毛细血管层低信号区域密切相关,这可能会被误认为血流受损。(D)和(H)中玻璃膜疣和下方的脉络膜毛细血管层改变没有关联

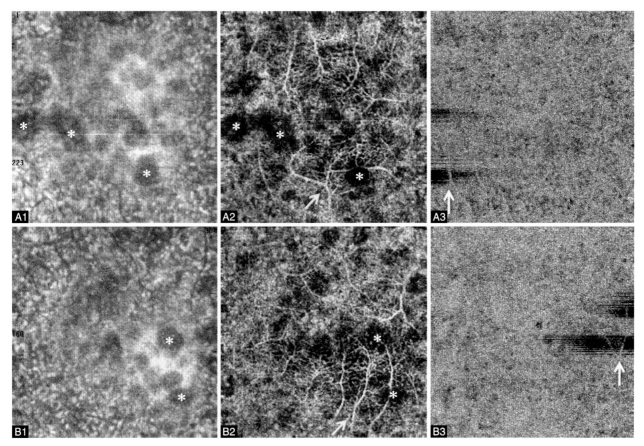

图 11.6A 和 B：右眼（A）和左眼（B）是一位 74 岁老年白人男性左眼非新生血性 AMD 的 OCTA 图像。（A1、A2，B1、B2）使用波长为 840nm 的 RTVue XR Avanti 频域 OCT（Optovue，Inc，Fremont，CA）系统的 AngioVue OCTA 软件获得。（A1、B1）为 en face OCT 在脉络膜毛细血管层的图像，以及（A2、B2）显示信号衰减区域（白色星号处）和视网膜血管造影阴影（黄色箭头处）。（A3、B3）使用波长为 1050nm 的实验原型扫频 OCT 系统（Department of Electrical Engineering and Computer Science，Massachusetts Institute of Technology，Cambridge，MA）获得的 OCTA 图像并没有显示信号衰减导致的伪影，但可以看到分层误差伪影（白色箭头处）

第三节　晚　　期

在地图样萎缩（GA）的患者中，SS-OCT 的 OCTA 显示地图样萎缩区域下面的脉络膜毛细血管层几乎完全萎缩。在一些病例中脉络膜毛细血管层的改变可能会超出地图样萎缩的边缘或出现在不连续的地图样萎缩区域之间（图 11.7，SS-OCT 波长为 1050nm）。在另一些病例中脉络膜毛细血管层的改变比较轻微，较少的越过地图样萎缩边缘（图 11.8 和 11.9，SS-OCT 波长为 1050nm）。而其余的病例显示了地图样萎缩的边界和脉络膜毛细血管层缺损几乎一致（图 11.10 和 11.11，SS-OCT 波长为 1050nm）。地图样萎缩的病例中，脉络膜毛细血管剖层的 OCTA 通常显示较大的脉络膜血管取代了缺损的脉络膜毛细血管层区域。因此，可以通过 en face OCT 在较深层的脉络膜毛细血管层观察到这些脉络膜大血管（图 11.7 到 11.11，SS-OCT 波长为 1050nm；图 11.12 和 11.13，SD-OCT 波长为 840nm）。虽然在地图样萎缩区域可以看到更明显的改变，比如较大的脉络膜血管取代上方稀少且具有不同表象的脉络膜毛细血管层，但由于 SD-OCT 在视网膜色素上皮层和玻璃膜疣下的成像较少，所以难以直观地看到地图样萎缩周边区域的脉络膜毛细血管层的改变（图 11.12 和 11.13，SD-OCT 波长为 840nm）。

对于地图样萎缩的最初发病部位是脉络膜毛细血管层还是视网膜色素上皮层一直存在着争议。近来认为脉络膜毛细血管层缺损在视网膜色素上皮层萎缩之前就已发生[2]。使用 SS-OCT 调整不同的扫描间隔时间以改变血流检测的灵敏度，就可以看到地图样萎缩边界区的脉络膜毛细血管层改变倾向于较地图样萎缩更早，而脉络膜血管层改变超过地图样萎缩边界明显与血流受损情况有关。另外 OCTA 还发现脉络膜毛细血管层改变的范围至少有地图样萎缩大小，通常大于地图样萎缩区域，这样可以支持脉络膜毛细血管层缺损在视网膜色素上皮层萎缩之前发生的假设。

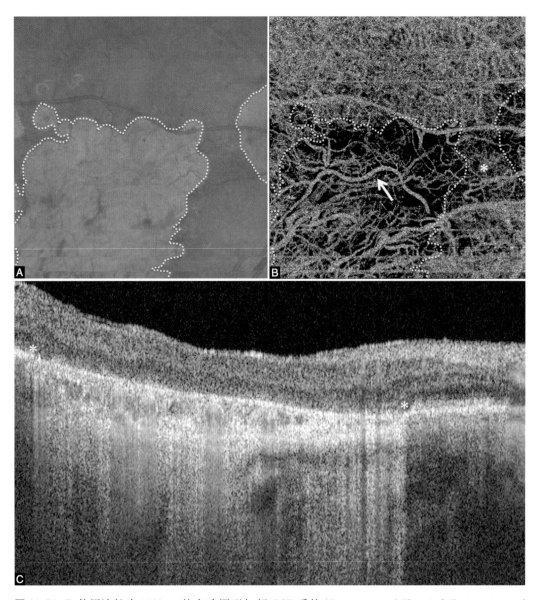

图 11.7A-C:使用波长为 1050nm 的实验原型扫频 OCT 系统(Department of Electrical Engineering and Computer Science, Massachusetts Institute of Technology, Cambridge, MA)获得 OCTA 图像。6mm×6mm 图为一位 82 岁老年白人女性因非新生血管性 AMD 导致地图样萎缩的 OCTA 图像。(A)为 en face OCT 在视网膜色素上皮层水平显示两个不连续的地图样萎缩区域。用黄颜色圈出的地图样萎缩区域叠加在(B)中。(B)脉络膜毛细血管层水平的 OCTA 显示血流受损区域和地图样萎缩区域相似。脉络膜毛细血管层改变超出了地图样萎缩边界,且还可以见于在两个地图样萎缩区域之间(白色星号处)。较大的脉络膜血管取代脉络膜毛细血管改变区域,所以 10μm 厚的剖片可以看到较大的脉络膜血管(白色箭头处)。(C)相应 OCT B 型扫描显示视网膜色素上皮层的缺损(两个黄色星号之间)导致 Bruch 膜下的高信号即为地图样萎缩的特点

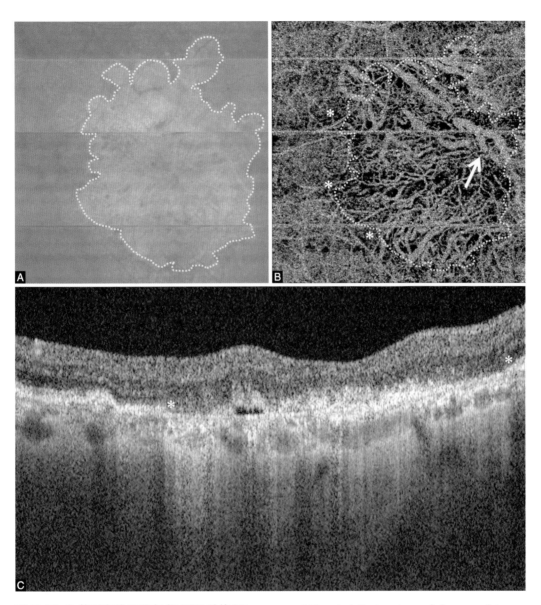

图 11. 8A-C: 使用实验原型扫频 OCT 系统(Department of Electrical Engineering and Computer Science, Massachusetts Institute of Technology, Cambridge, MA)获得 OCTA 图像。6mm×6mm 图为一位 76 岁老年白人男性因非新生血管性 AMD 导致地图样萎缩的 OCTA 图像。(A)为 *en face* OCT 在视网膜色素上皮层水平显示地图样萎缩。用黄颜色圈出的地图样萎缩区域叠加在图(B)中。(B)脉络膜毛细血管层水平的 Angio OCT® 图显示血流受损区域和地图样萎缩区域相似。脉络膜毛细血管层改变轻微地超出了地图样萎缩边界(白色星号处)。较大的脉络膜血管取代脉络膜毛细血管改变区域,所以 10μm 厚的剖片可以看到较大的脉络膜血管(白色箭头处)。(C)相应 OCT B 型扫描显示视网膜色素上皮层的缺损(两个黄色星号之间)导致 Bruch 膜下的高信号即为地图样萎缩的特点

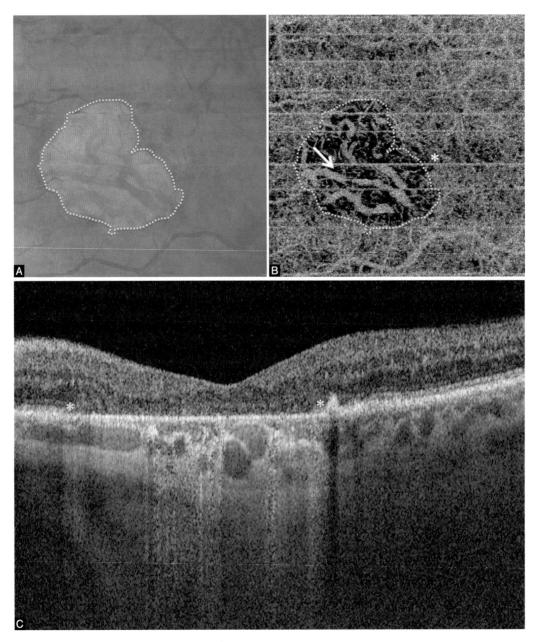

图 **11.9A-C**:使用实验原型扫频 OCT 系统(Department of Electrical Engineering and Computer Science,
Massachusetts Institute of Technology,Cambridge,MA)获得 OCTA 图像。6mm×6mm 图为一位 76 岁老年白
人男性因非新生血管性 AMD 导致地图样萎缩的 OCTA 图像。(A)为 *en face* 强度 OCT 在视网膜色素上
皮层水平显示地图样萎缩。用黄颜色圈出的地图样萎缩区域叠加在图(B)中。(B)脉络膜毛细血管层
水平的 Angio OCT®图显示血流受损区域和地图样萎缩区域相似。脉络膜毛细血管层改变轻微地超出
了地图样萎缩边界(白色星号处)。较大的脉络膜血管取代脉络膜毛细血管改变区域,所以 10μm 厚的
剖片可以看到较大的脉络膜血管(白色箭头处)。(C)相应 OCT B 型扫描显示视网膜色素上皮层的缺
损(两个黄色星号之间)导致 Bruch 膜下的高信号即为地图样萎缩的特点

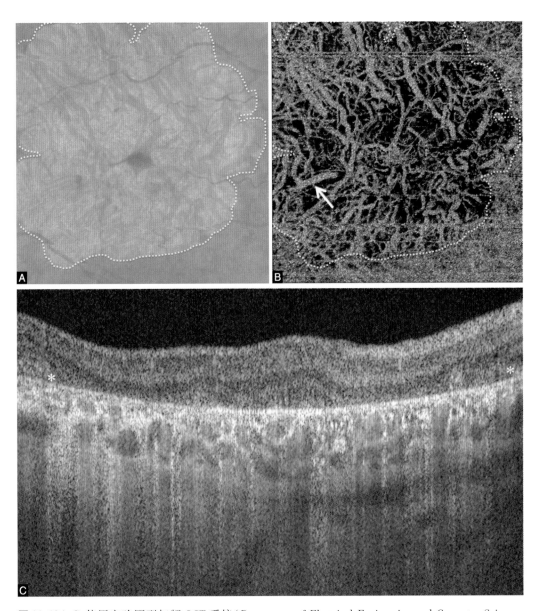

图 11.10A-C：使用实验原型扫频 OCT 系统（Department of Electrical Engineering and Computer Science，Massachusetts Institute of Technology，Cambridge，MA）获得 OCTA 图像。6mm×6mm 图为一位 65 岁老年白人男性因非新生血管年龄相关性黄斑变性（AMD）造成地图样萎缩的 OCTA 图像。（A）为 *en face* 强度 OCT 在视网膜色素上皮层水平显示地图样萎缩。用黄颜色圈出的地图样萎缩区域叠加在图（B）中。（B）脉络膜毛细血管层水平的 Angio OCT® 图显示血流受损区域几乎地图样萎缩区域相同。较大的脉络膜血管取代脉络膜毛细血管改变区域，所以 10μm 厚的剖片可以看到较大的脉络膜血管（白色箭头处）。（C）相应 OCT B 型扫描显示视网膜色素上皮层的缺损（两个黄色星号之间）导致 Bruch 膜下的高信号即为地图样萎缩的特点

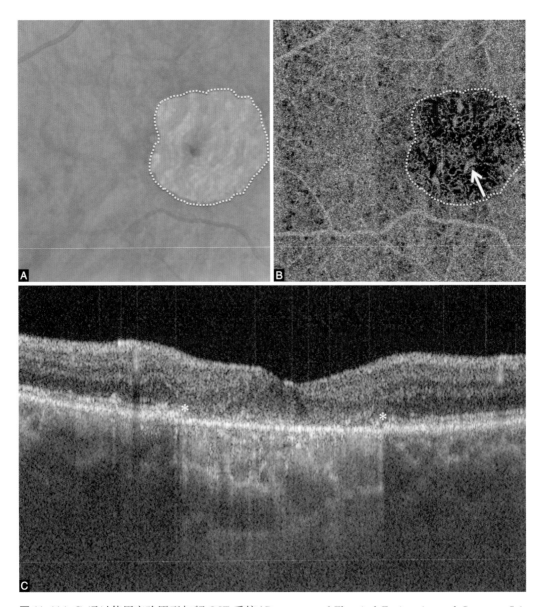

图 11. 11A-C: 通过使用实验原型扫频 OCT 系统（Department of Electrical Engineering and Computer Science，Massachusetts Institute of Technology，Cambridge，MA）获得 OCTA 图像。6mm×6mm 图为一位 70 岁老年白人男性因非新生血管性 AMD 导致地图样萎缩的 OCTA 图像。（A）为 *en face* 强度 OCT 在视网膜色素上皮层水平显示地图样萎缩。用黄颜色圈出的地图样萎缩区域叠加在图（B）中。（B）脉络膜毛细血管层水平的 Angio OCT®图显示血流受损区域几乎地图样萎缩区域相同。较大的脉络膜血管取代脉络膜毛细血管改变区域，所以 10μm 厚的剖片可以看到较大的脉络膜血管（白色箭头处）。（C）相应 OCT B 型扫描显示视网膜色素上皮层的缺损（两个黄色星号之间）导致 Bruch 膜下的高信号即为地图样萎缩的特点

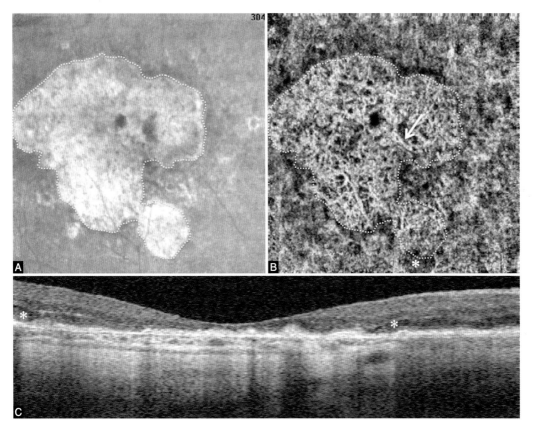

图 11.12A-C: 使用波长为 840nm 的 RTVue XR Avanti 频域 OCT(Optovue, Inc, Fremont, CA)系统的 An-gioVue OCTA 软件获得。6mm×6mm 图为一位 85 岁老年白人女性因非新生血管性 AMD 导致地图样萎缩的 OCTA 图像。图(A)为 *en face* OCT 在视网膜色素上皮层水平显示地图样萎缩。用黄颜色圈出的地图样萎缩区域叠加在(B)中。(B)脉络膜毛细血管层水平的 Angio OCT® 图显示血流受损区域和地图样萎缩区域相似。相比 SS-OCT 图像,其分辨率显著的降低。因此脉络膜毛细血管层的改变难以辨认。脉络膜毛细血管层在地图样萎缩的某些边缘显示出不均匀及在另一些位置(白色星号处)轻度的超出地图样萎缩边界。较大的脉络膜血管取代脉络膜毛细血管改变区域,所以 10μm 厚的剖片可以看到较大的脉络膜血管(白色箭头处)。(C)相应 OCT B 型扫描显示视网膜色素上皮层的缺损(两个黄色星号之间)导致 Bruch 膜下的高信号即为地图样萎缩的特点

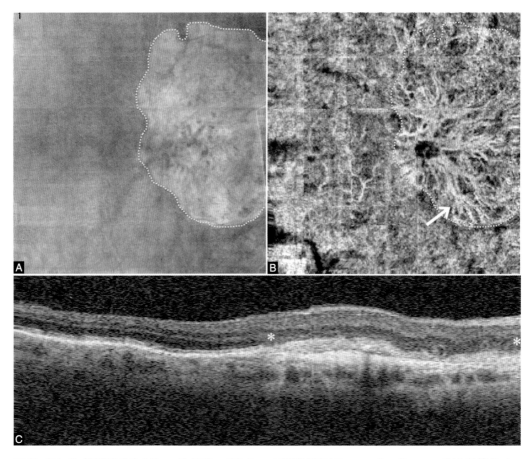

图 11.13A-C：使用波长为 840nm 的 RTVue XR Avanti 频域 OCT（Optovue，Inc，Fremont，CA）系统的 AngioVue OCTA 软件获得。6mm×6mm 图为一位 87 岁老年白人女性因非新生血管性 AMD 导致地图样萎缩的 OCTA 图像。图（A）为 En-face OCT 在视网膜色素上皮层水平显示地图样萎缩。用黄颜色圈出的地图样萎缩区域叠加在图（B）中。（B）脉络膜毛细血管层水平的 Angio OCT® 图显示血流受损区域和地图样萎缩区域相似。相比 SD-OCT 的 3mm×3mm 图及 SS-OCT 图像，其分辨率显著的降低。因此脉络膜毛细血管层的改变难以辨认。脉络膜毛细血管层在地图样萎缩边缘显示出不均匀。较大的脉络膜血管取代脉络膜毛细血管改变区域，所以 10μm 厚的剖片可以看到较大的脉络膜血管（白色箭头处）。（C）相应 OCT B 型扫描显示视网膜色素上皮层的缺损（两个黄色星号之间）导致 Bruch 膜下的高信号即为地图样萎缩的特点

总之，OCTA 可用来观察脉络膜毛细血管层在疾病各时期的改变。使用 SS-OCT 的 OCTA 提高了对脉络膜的穿透力，因此能够显示信号更少的伪影信号及提供比采用 SD-OCT 的 OCTA 更高的分辨率图像。

OCTA 对脉络膜毛细血管层的评估将对发现及监测非新生血管性 AMD 的改变以及疾病的进程起到诊断性作用。

（毛剑波　译）

参考文献

1. Bressler NM, Bressler SB. Neovascular (Exudative or "Wet") Age-Related Macular Degeneration. In: Ryan SJ, Sadda SR, Hinton DR, (Eds). Retina. London: Elsevier Saunders. 2013. pp. 1183-212.

2. Biesemeier A, Taubitz T, Julien S, Yoeruek E, Schraermayer U. Choriocapillaris breakdown precedes retinal degeneration in age-related macular degeneration. Neurobiology of Aging. 2014;35:2562-73.

12

第十二章 中心性浆液性脉络膜视网膜病变的 OCT 血管成像表现

Marco Bonini Filho,Talisa de Carlo,Eric M Moult,WooJhon Choi, James G Fujimoto,Jay S Duker,Nadia K Waheed

第一节 前 言

中心性浆液性脉络膜视网膜病变(CSCR)是引起视力损害的较常见原因,主要影响中、青年人群,男性比女性多见。本病与全身疾病的关系以及发病机制尚未完全明确。在发病机制中,不管原发病因为何,都与 RPE 细胞或脉络膜弥漫性功能紊乱相关,或两者并存。CSCR 的危险因素主要包括糖皮质激素全身用药、A 型人格、怀孕及内源性 Cushing 综合征。CSCR 可有多种临床表现,但以急性型最为常见,其特点是视网膜神经上皮层脱离伴有一处或多处局限性视网膜色素上皮层脱离(RPED)。因 RPE 屏障破坏导致液体外流到视网膜下间隙,这种渗漏在荧光素血管造影(FA)中非常明显,绝大部分患者都有圆点状或墨渍状荧光渗漏,少数患者有"炊烟"状荧光渗漏。吲哚菁绿血管造影(ICGA)可显示脉络膜血管高通透性和血管充血。本病具有自限性,绝大部分典型的急性型患者在 2~3 个月内可自发消退,但约 1/3 患者复发或对侧眼发病。慢性 CSCR 患者中可观察到多种晚期并发症:广泛的弥散性 RPE 色素异常包括 RPE 萎缩、视网膜囊性改变、视网膜下纤维素渗出、视网膜下纤维化、继发性脉络膜新生血管(CNV),都可导致永久性视力损害。

光学相干断层成像(OCT)可提供黄斑区实时的定性(形态学和反射性)和定量(厚度,绘图,容积)分析

表 12.1 典型/急性 CSCR 的多种影像学检查特点

成像技术	特 点
荧光素血管造影(FA)	早期:RPE 水平的局灶状荧光素渗漏 晚期:染料积存显示浆液性视网膜脱离(SRD)
吲哚菁绿血管造影(ICGA)	早期:小叶状低灌注区 中期:脉络膜内层多处斑片状高荧光 晚期:可见脉络膜大血管轮廓(静脉充血)和散在高荧光斑
OCT-B 扫描	视网膜层间:视网膜厚度轻微改变或无改变,脱离的视网膜神经上皮层内,感光细胞带反射减弱,外节拉长,ONL 层变窄 视网膜下积液:脱离视网膜下的光学空腔,常有高反射物沉积 RPE 层:小的圆顶状 RPEDs,内部反射低下、边界清晰 脉络膜:增厚(一般大于 500μm)
En face OCT	视网膜下积液:同心圆形低反射区,被视网膜层间组织围绕。SRD 内可见少量高反射沉积物 RPE 层:高反射层。小的圆形 RPEDs 伴有外观一致的反射壁 脉络膜:脉络膜毛细血管层表现正常或在视网膜下积液区下方出现点状高反射,反映疾病活动性;内层脉络膜可见低反射的、扩张的血管

数据。OCT-B 扫描中脉络膜厚度增加是 CSCR 的标志。典型的急性 CSCR 中可观察到一个或多个边界清晰的 RPED 伴内部低反射及视网膜下积液伴外核层（Outer nuclear layer, ONL）高反射（表 12.1）。在慢性型中，B-扫描可显示视网膜内层萎缩和囊性改变。有些病例中可观察到 RPED 内部不均匀的高反射信号，提示 RPE 下存在纤维素渗出、视网膜下纤维化或 CNV（表 12.2）。三维 OCT 是另一种可在 RPE 和脉络膜层面观察 CSCR 病变特点的有效工具。诸如 RPE 缺失和不同深度层面的脉络膜血管扩张等特点都可通过高速深度增强扫频 OCT（SS-OCT）或标准谱域 OCT 的深度增强成像模式加以观察。

表 12.2　慢性 CSCR 的多种影像学检查特点

成像技术	特　　点
荧光素血管造影（FA）	早期：颗粒状高荧光区中包含一个或多个不易察觉的荧光渗漏点
	晚期：视网膜内荧光素渗漏（视网膜内囊肿），高荧光萎缩性改变，CNV 的显著荧光素渗漏
吲哚菁绿血管造影（ICGA）	早期：小叶状低灌注区
	中期：脉络膜内层多处斑片状高荧光
	晚期：视网膜下沉积物的荧光遮蔽或着染（视其成分），CNV 的显著荧光素渗漏
OCT-B 扫描	视网膜层间：外层视网膜变薄，伴或不伴有囊腔
	视网膜下积液：多变的 SRD，纤维素/脂质沉积
	RPE 层：多个圆顶状 PREDs，内部反射不均匀
	脉络膜：增厚（一般大于 500μm）
En face OCT	视网膜下积液：同心圆形低反射区，被视网膜层间组织围绕。SRD 内可见少量高反射沉积物
	视网膜层间水平可见囊腔或变性
	RPE 层：高反射层。若存在 CNV，可观察到 PEDs 伴不规则的反射壁
	脉络膜：脉络膜毛细血管层表现正常或在视网膜下积液区下方呈现点状高反射，反映疾病的活动性；内层脉络膜可见低反射的扩张血管

光相干断层扫描血流成像术（OCTA）是一种非侵入性医疗成像技术，结合运动对比观测血流（OC-

TA）和横断面结构观察（OCT-B 扫描）等技术手段，达成对脉络膜毛细血管和视网膜微血管清晰的、深度定位的三维成像。CSCR 采用荧光染料血管造影技术探测 CNV 颇具挑战性，即便不存在 CNV，也可与 CSCR 本身存在的 RPED、视网膜下积液、黄斑囊样水肿和弥漫性不规则高荧光等荧光血管造影改变相混淆。因此，Angio OCT® 图在这种情况下对确诊 CNV 上很有帮助。

下文中绝大部分 CSCR 患者的 Angio OCT® 图都是使用波长 840nm 频域 OCT（Avanti RTVue XR, Optovue, Inc, Fremont, CA）获取的。在 OCT-B 扫描中，将两条自动分层的扫描线手动调整到外丛状层（OPL）外界和 Bruch 膜（BM）水平，获得外层视网膜区间。分层线之间的血流被投射在 OCT 血流图中。软件具有的"去除伪影"功能可用以消除视网膜血管投射伪影。

第二节　Angio OCT® 图中的血管性改变

解读 CSCR 的 OCTA 特征需做全面、细致的检查。由于扫描线与视网膜层次的正确位置间常有偏离，因此，定位扫描深度和确定分层厚度是最基本要素。尽管扫描全层视网膜时也能观察到 CNV，但扫描外层视网膜，即 BM 和 OPL 之间的分层区间，可更精准定位 CNV（图 12.1 和图 12.2），因为在这个深度一般不存在正常的视网膜血管。

CSCR 引起的 CNV 在形状、位置、血流上的表现具有多样性，特别适合于 OCT 血流图检查，因为本病极少合并可阻断 OCT 信号的视网膜下大量出血。在 Angio OCT® 图中，血流呈清楚明显的分支样外观，或是边界清晰（轮辐状或海扇形）或是边界欠清（长丝状）。可通过手动校正将分层扫描线定位在 RPE 和 BM 上。

CSCR 视 CNV 存在与否可采取不同的治疗方法，治疗引发的血管性改变也能通过 Angio OCT® 图加以观察。在近期接受抗血管内皮生长因子（VEGF）治疗的患眼中，CNV 区域可出现血流信号的碎裂与衰减（图 12.3）。PDT 的远期治疗效应如脉络膜血管重塑、闭塞血管再通和脉络膜毛细血管闭塞等可对 CNV 的精确测定产生干扰（图 12.4）。

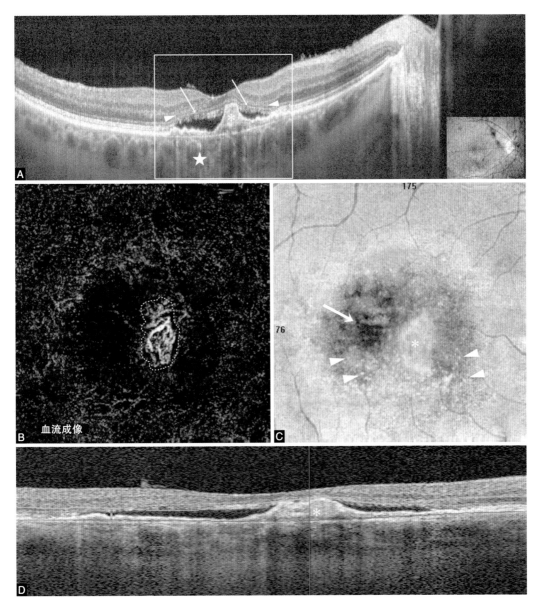

图 12.1A-D：使用 Avanti RTVue XR 频域 OCT(Optovue,Inc,Fremont,CA) 和 AngioVue 软件获取 OCT 血流图。白人女性,63 岁,右眼,慢性 CSCR 伴 1 型脉络膜新生血管(CNV)。(A)中心凹 12mm 高分辨率 OCT-B 扫描显示纤维血管性视网膜色素上皮层脱离(RPED),周围环绕视网膜下积液,RPE 浅隆起。CSCR 的典型特点:脉络膜增厚(黄色星号),外节拉长(箭),视网膜外层变薄(箭头)。(B)3mm×3mm 扫描范围,外层视网膜水平的 Angio OCT® 图可见 CNV(黄色虚线),包含表浅和深层视网膜血管的伪影。(C)外层视网膜水平的三维 C-扫描显示浆液性视网膜脱离所致的相对低反射(箭),以及感光细胞外节拉长所致的点状高反射(箭头)。1 型 CNV 表现为对应于纤维血管性 RPED 部位的不规则高反射区(黄色星号)。(D)OCT-B 扫描显示 RPED(黄色星号)和位于两条扫描线间的外层视网膜区间,上界对应于外丛状层外界(绿线),下界相当于 Bruch 膜(红线)

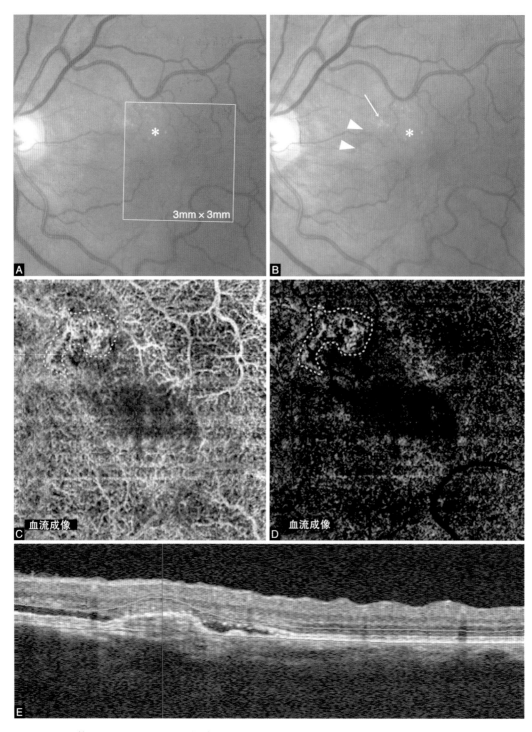

图 12.2A-E:使用 Avanti RTVue XR 频域 OCT(Optovue,Inc,Fremont,CA) 和 AngioVue 软件获取 OCT 血流图。扫描范围 3mm×3mm。白人男性,70 岁,左眼,慢性 CSCR 伴有脉络膜新生血管(CNV),曾接受过光动力治疗(PDT)。(A)和(B)浆液性视网膜浅脱离(箭头)伴有硬性渗出(箭),周围视网膜色素上皮层脱离(RPED)(∗),这在彩色图像(A)和无赤光图像(B)中均可观察到。(C)外层视网膜水平的 OCT 血流图显示 CNV(黄色虚线)以及表浅和深层视网膜血管的伪影。(D)软件中的去除伪影功能可从 *en face* 血流图中去除伪影,更好地观察 CNV。(E)OCT-B 扫描显示 RPED 伴有内部不均匀高反射。外层视网膜区间位于两条水平扫描线之间,上界对应于外丛状层外界(绿线),下界对应于 Bruch 膜(红线)

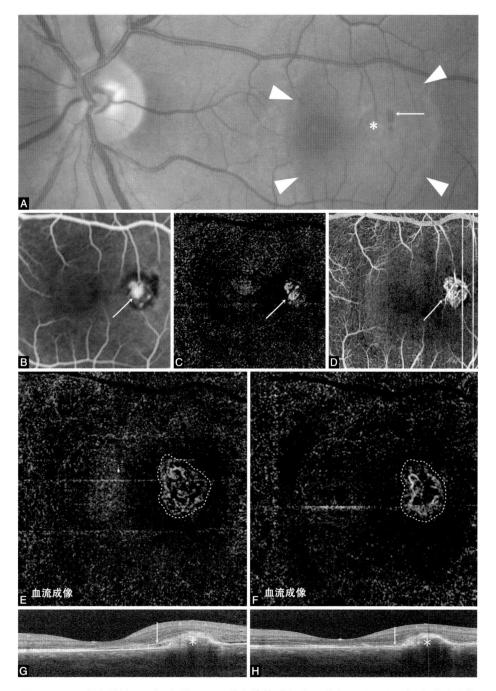

图 12.3A-H：白人男性，31 岁，左眼，CSCR 并发脉络膜新生血管（CNV）。（A）初诊时可见浆液性视网膜脱离（箭头）和色素性视网膜色素上皮层脱离（RPED），周围有视网膜下出血（箭）。（B）荧光血管造影显示 CNV 表现为视网膜下局部渗漏（箭），周围环绕因色素异常和视网膜下出血引起的荧光遮蔽。（C）使用 Avanti RTVue XR 频域 OCT（Optovue，Inc，Fremont，CA）和 AngioVue 软件获取 Angio OCT® 图。扫描范围 3mm×3mm。视网膜血管伪影被去除后，显示出边界清晰的 CNV。（D）同一患者使用扫频 OCT 原型机（Department of Electrical Engineering and Computer Science，Massachusetts Institute of Technology，Cambridge，MA）在相同参数条件下获取的 Angio OCT® 图显示 CNV 的形状和大小略有不同。（E）15 天后，患者接受了玻璃体腔注射抗 VEGF 药物治疗。治疗前 Avanti RTVue XR OCT 血流图显示病灶与初诊时相比有所扩大。（F）治疗后 15 天，与治疗前相比，Angio OCT® 图中 CNV 变得零碎，且血管间吻合减少。（G）治疗前，OCT-B 扫描显示外层视网膜区间的上下界（绿线和红线），其中可见纤维血管性 RPED（＊）和视网膜下积液（箭）。（H）治疗后，OCT-B 扫描显示视网膜下积液完全吸收（箭），RPE 脱离仍存在

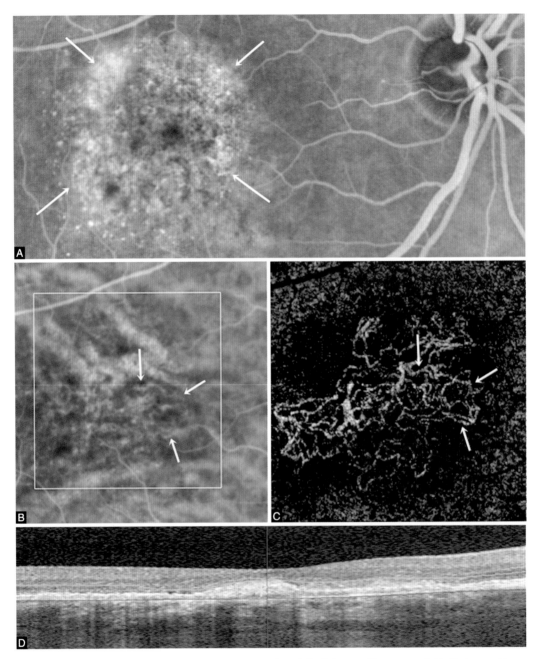

图 12. 4A-D:白人女性,68 岁,右眼,慢性 CSCR 并发脉络膜新生血管(CNV),曾接受过 PDT 治疗。(A)荧光素血管造影显示 CNV 部位的点状高荧光(箭)。(B)ICGA 显示 CNV 中某些血管与点状高荧光有关(箭)。(C)使用 Avanti RTVue XR 频域 OCT(Optovue,Inc,Fremont,CA)和 AngioVue 软件获取 Angio OCT®图。扫描范围3mm×3mm。伪影去除后,可更好地显示 CNV 血管网。本例 CNV 外观可能与 PDT 治疗后的血管重塑有关。只有部分 CNV 可在 ICGA 中观察到(黄色和白色箭)。(D)OCT-B 扫描显示分层区间的上、下界(绿线和红线),视网膜色素上皮层(*)也在区间内

第三节　Angio OCT® 图中的非血管性改变

CSCR 常出现伴或不伴视网膜下积液的 RPEDs。

浆液性 RPED 和 RPE 下纤维素在 Angio OCT®图中不会表现为血流信号(图 12.5 ~ 图 12.7)。但非血管性结构反射,如硬性渗出和色素聚集,可能在相应的 *en face* Angio OCT®图中因极微小眼动或扫描改变而产生非血管性"血流"信号(图 12.7)。

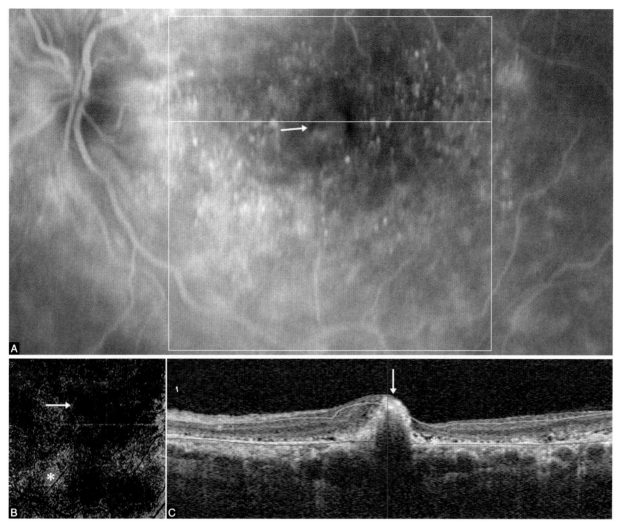

图 12.5A-C：白人男性，44 岁，右眼，慢性 CSCR，既往未接受过治疗。（A）荧光素血管造影显示黄斑区点状高荧光、RPED 部位染料积存。（B）使用 Avanti RTVue XR 频域 OCT（Optovue，Inc，Fremont，CA）和 AngioVue 软件获取 OCT 血流图。扫描范围 6mm×6mm。视网膜血管伪影去除后，异常血流消失，在对应于 RPED 部位处出现一个边界清晰的无血管信号区（箭）。有些区域脉络膜毛细血管（＊）可见，原因是下界的扫描线位置不准确。（C）OCT-B 扫描显示中心凹附近反射不均匀的 RPED（箭），周围视网膜下积液（＊）

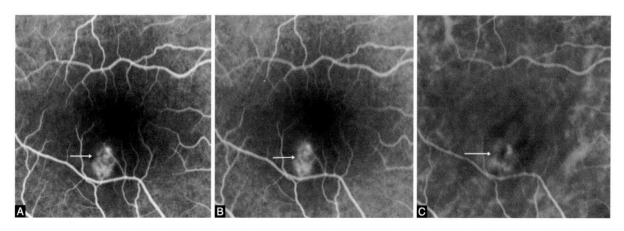

图 12.6A-C：白人女性，62 岁，右眼，慢性 CSCR 并发脉络膜新生血管（CNV），既往未接受过治疗。（A）和（B）：荧光素血管造影显示近中心凹区域视网膜下高荧光（箭），后期观察到荧光素渗漏（B）

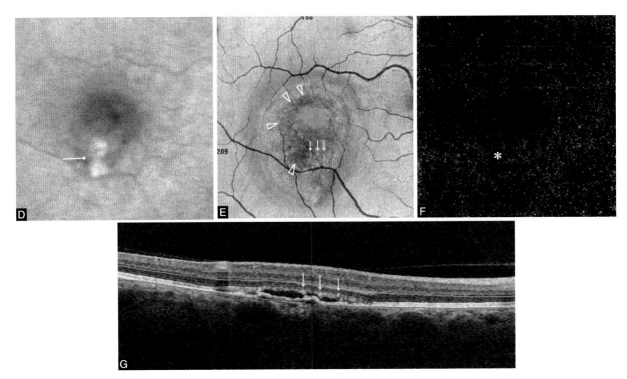

图 12. 6D-G:(C)和(D):ICGA 显示脉络膜内层局部片状高荧光,后期观察到渗漏(D)。(E):外层视网膜水平的三维 C-扫描显示因浆液性视网膜脱离引起的相对低反射(箭头),并伴有因感光细胞外节拉长所致的点状高反射(黄箭)。(F)使用 Avanti RTVue XR 频域 OCT(Optovue,Inc,Fremont,CA)和 AngioVue 软件获取 Angio OCT®图。扫描范围 6mm×6mm。未发现异常血管,RPED 中出现伪影(∗)。(G)OCT-B 扫描显示感光细胞外节拉长(黄箭)和视网膜色素上皮层浅脱离,周围有视网膜下积液

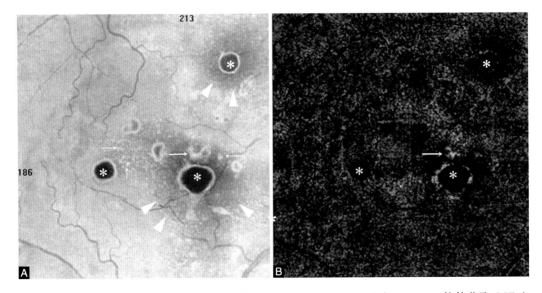

图 12. 7A-B:使用 Avanti RTVue XR 频域 OCT(Optovue,Inc,Fremont,CA)和 AngioVue 软件获取 OCT 血流图。白人男性,67 岁,右眼,慢性 CSCR。(A)外层视网膜水平的三维 C-扫描显示因浆液性视网膜脱离所致的相对低反射(箭头)。RPED(∗)表现为高反射环其内部低反射。点状高反射(箭)可能是感光细胞外节拉长、RPE 绒毛异常以及视网膜下纤维素渗出的表现。(B)Angio OCT®图显示无异常血流,对应于 RPED 伪影处有边界清晰的无血管信号区(∗)。视网膜外层水平的 C-扫描观察到了非血管源反射结构产生的非血管性"流动"信号(箭)

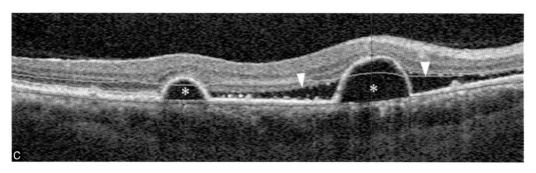

图 12.7C：（C）OCT-B 扫描显示相应的 RPED（＊），内部低反射，周围视网膜下积液（箭头）

（沈丽君　译）

参考文献

1. Spaide RF, Campeas L, Haas A, et al. Central serous chorioretinopathy in younger and older adults. Ophthalmology. 1996;103(12):2070-9; discussion 9-80.

2. Guyer DR, Yannuzzi LA, Slakter JS, et al. Digital indocyanine green videoangiography of central serous chorioretinopathy. Arch Ophthalmol. 1994;112(8):1057-62.

3. Liew G, Quin G, Gillies M, Fraser-Bell S. Central serous chorioretinopathy: a review of epidemiology and pathophysiology. Clin Experiment Ophthalmol. 2013;41(2):201-14.

4. De Salvo G, Vaz-Pereira S, Keane PA, et al. Sensitivity and Specificity of Spectral-Domain Optical Coherence Tomography in Detecting Idiopathic Polypoidal Choroidal Vasculopathy. Am J Ophthalmol. 2014.

5. Gilbert CM, Owens SL, Smith PD, Fine SL. Long-term follow-up of central serous chorioretinopathy. Br J Ophthalmol. 1984;68(11):815-20.

6. Gomolin JE. Choroidal neovascularization and central serous chorioretinopathy. Can J Ophthalmol. 1989;24(1):20-3.

7. Ahlers C, Geitzenauer W, Stock G, et al. Alterations of intraretinal layers in acute central serous chorioretinopathy. Acta Ophthalmol. 2009;87(5):511-6.

8. Nicholson B, Noble J, Forooghian F, Meyerle C. Central serous chorioretinopathy: Update on pathophysiology and treatment. Surv Ophthalmol. 2013;58(2):103-26.

9. Ferrara D, Mohler KJ, Waheed N, et al. En face enhanced-depth swept-source optical coherence tomography features of chronic central serous chorioretinopathy. Ophthalmology. 2014;121(3):719-26.

10. Schnurrbusch UE, Welt K, Horn LC, et al. Histological findings of surgically excised choroidal neovascular membranes after photodynamic therapy. Br J Ophthalmol. 2001;85(9):1086-91.

11. Dewi NA, Yuzawa M, Tochigi K, et al. Effects of photodynamic therapy on the choriocapillaris and retinal pigment epithelium in the irradiated area. Jpn J Ophthalmol. 2008;52(4):277-81.

12. Chan WM, Lam DS, Lai TY, et al. Choroidal vascular remodelling in central serous chorioretinopathy after indocyanine green guided photodynamic therapy with verteporfin: A novel treatment at the primary disease level. Br J Ophthalmol. 2003;87(12):1453-8.

13

第十三章　2型特发性黄斑毛细血管扩张症的 Angio OCT® 检查

Ching J Chen，Matthew Olson，Royce Chen

第一节　前　言

黄斑毛细血管扩张症是一种伴有旁中心凹血管扩张和视网膜内外层组织损伤的慢性进展性视网膜疾病，最后可导致黄斑囊样改变，甚至形成黄斑裂孔。疾病的晚期可发展成视网膜下新生血管膜（SRNV），导致严重的视力丧失。疾病的病因不明，有假说提出是一种影响 Müller 细胞的神经退行性疾病。缺血性血管疾病如高血压和糖尿病有更高的患病率，但是这些并不是病因。

在临床上，它的特点是旁中心凹血管扩张，视网膜内结晶沉积，囊样改变，黄斑裂孔，色素聚集，静脉直角化扩张，SRNV，黄斑水肿，视网膜下出血和黄斑盘状疤痕形成。

这个疾病最早由 Donald Gass 于 1968 年报道，并根据疾病的临床特征，眼底检查和 FA，于 1982 年首次提出了疾病的分类和分期。后来，他和 Blodi 在 1993 年修改了分类方法。为了简化分类方法，Yannuzzi 建议将疾病仅分为两类，即 1 型特发性黄斑毛细血管扩张症（动脉瘤性毛细血管扩张，Mac Tel 1）和 2 型特发性黄斑毛细血管扩张症（旁中心凹毛细血管扩张，Mac Tel 2）。Mac Tel 1 相当于原来的 Gass 分类法中 1 型，实际上是 Coats 病。Gass 分类法中 2a 型和 2b 型重新命名为 Mac Tel 2，Gass 2b 因为罕见而没有另外命名。

虽然 Mac Tel 2 在早期没有明确有效的治疗，但有报告称在疾病的增殖期采用药物治疗有较好的反应。对临床工作者来说，判断出疾病的 4 期和 5 期，进而给予及时的治疗是非常重要的。

Mac Tel 2 一般根据 FA 和谱域 OCT 的结果进行诊断。然而，一些更新的成像技术也许能提供更多其他有价值的信息，比如眼底荧光造影，*en face* OCT 和自适应光学激光扫描眼底镜。

Angio OCT® 的发展提供了新的机会，让临床工作者在无需静脉注射造影剂的情况下能更进一步研究不同层面的视网膜和脉络膜的血流，它迅速成为一个检测 Mac Tel 2 病态血管的强大工具。许多算法能应用于 OCT 设备去产生有临床意义的血流成像。我们应用分频幅去相关血流成像（SSADA），安装在一个商业化的 SD-OCT 上，运行速度为 70kHz。这个设备实现了在 3mm×3mm 和 6mm×6mm 区域内高质量的 Angio OCT®。

一、Mac Tel 2 的临床表现和分期、典型病例

Mac Tel 2 早期的诊断因缺乏明显的主观症状且眼底检查病变细微而比较困难。根据临床表现，它可以分为 5 期（表 13.1）。

Mac Tel 2 早期有代表性的 FA 和 SD-OCT 表现。然而临床表现在不同的阶段有所不同，因此，明确区分各个分期有些困难（表 13.2）。

100

表 13.1 Mac Tel 2 的临床表现

分期	临床表现
1	中心凹反射减弱,黄斑叶黄素丢失,黄斑通透性降低伴灰色改变
2	1 期的改变伴: 颞侧旁中心凹毛细血管扩张,有时可伸展至鼻侧 结晶沉积 早期黄斑囊样改变
3	2 期的改变伴: 色素堆积 轻度旁中心凹血管扭曲 静脉直角化扩张 黄斑板层或全层裂孔 内界膜下血管向内生长,生长至中心凹无血管区(FAZ)
4	3 期的改变伴: 视网膜下新生血管膜(SRNV) 视网膜下或网膜内出血 视网膜下渗出 视网膜水肿
5	4 期的改变伴: 盘状纤维血管膜

Angio OCT® 的 *en face* 扫描能检测到视网膜不同层面特殊的血管改变,非常适合 Mac Tel 2 的研究。目前 Optovue SD-OCT 的 AngioVue 软件在预先选择的组织层面中生成 4 个 *en face* 血流成像。Angio OCT® 里组织层面分界的设定如图 13.1A-D 所示。使用者可以相对于计算机分界参考平面来调整分界和层面,能进行更精确的病理位置的确定。为了避免获取 RPE 层上面的血流信息,常规对 3 期、4 期和 5 期的 Mac Tel 2 患者进行手动设定分界。默认的"外层视网膜,即 RPE 层面"上界向下移到 RPE 层来获得更加准确的"RPE 及 RPE 以下层面"的血流信息。

典型的 Mac Tel 2 在 Angio OCT® 表现如表 13.3 所示。

二、Mac Tel 2 病例解释和在 Angio OCT® 及常见辅助检查中的临床表现

(一) Mac Tel 2 1 期

毛细血管扩张的血管改变可累及深层的视网膜毛细血管丛,尤其是颞侧旁中心区域(图 13.2A-H)。

表 13.2 Mac Tel 2 在荧光血管造影和 SD-OCT 的临床征象

分期	荧光血管造影	SD-OCT
1	高荧光 中心凹颞侧轻度的深处荧光渗漏	初期内层视网膜囊样组织缺损伴低反射腔隙 椭圆体带不连续
2	旁中心凹颞侧毛细血管网扩张区荧光素充盈 荧光素渗漏:早期主要颞侧,后期弥漫性高荧光	所有 1 期改变伴: 低反射囊腔扩大到内外层视网膜 内层视网膜结晶点反射性增高
3	所有 2 期的改变伴: 有些病例出现毛细血管向内生长进入中心凹无血管区伴有荧光素渗漏 静脉直角化扩张 轻度黄斑区血管紊乱 色素堆积形成荧光素聚集	所有 2 期改变伴: 色素堆积伴有视网膜内或视网膜下的反射性增高 色素形成光伪影效应 黄斑板层或全层裂孔
4	所有 3 期的改变伴: SRNV 形成荧光素渗漏	所有 3 期的改变伴: RPE 破坏 SRNV 形成反射性增高
5	SRNV 形成荧光素渗漏 盘状病灶形成荧光素着染	所有 3 期的改变伴: 外层视网膜变薄 大范围盘状病灶反射性增高

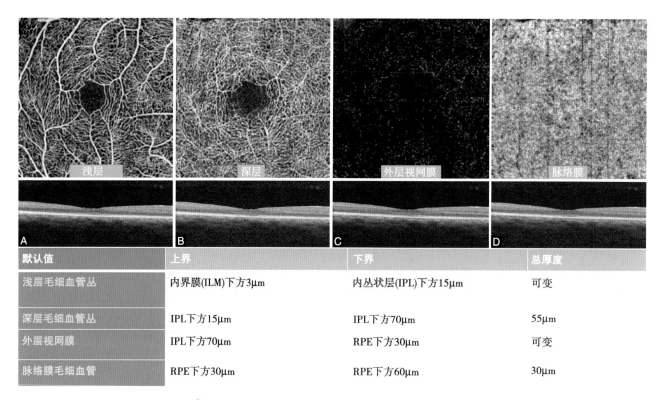

默认值	上界	下界	总厚度
浅层毛细血管丛	内界膜(ILM)下方3μm	内丛状层(IPL)下方15μm	可变
深层毛细血管丛	IPL下方15μm	IPL下方70μm	55μm
外层视网膜	IPL下方70μm	RPE下方30μm	可变
脉络膜毛细血管	RPE下方30μm	RPE下方60μm	30μm

图 13.1A-D:正常眼中 Angio OCT® 的分界设定。(A)视网膜浅层毛细血管丛层面。(B)视网膜深层毛细血管丛层面。(C)外层视网膜层面,包括视网膜外层和 RPE 等。(D)脉络膜毛细血管层面

表 13.3   Mac Tel 2 在 Angio OCT® 的表现

分期	Angio OCT®
1	正常表浅视网膜毛细血管丛 主要累及中心凹颞侧的深层视网膜毛细血管扩张
2	轻到中度表浅视网膜毛细血管丛扩张 中心凹颞侧的深层视网膜毛细血管丛显著扩张 表浅和深层的视网膜毛细血管丛损伤导致血管密度下降 在中心凹区域的表浅和深层视网膜毛细血管丛形态和大小不规则 可能出现扩张的滋养血管和直角化扩张的引流血管
3	中心凹无血管区不规则 表浅和深层的视网膜毛细血管丛进一步损伤,血管密度继续下降 血管侵入性生长到达色素上皮层(RPE) 表浅和深层的视网膜毛细血管可见一处或多处滋养血管和引流血管 可见血管长入中心凹无血管区 可能出现色素堆积及伴随的光伪影效应
4	旁中心区血管扭曲牵拉,中心凹无血管区不规则 外层视网膜、RPE 层和脉络膜可出现 SRNV,从而检测到血流信息
5	外层视网膜显著变薄,血管密度严重下降 SRNV 血管面积大,但是密度低 盘状纤维血管膜处可检测到血流信息,可达到更深的脉络膜层

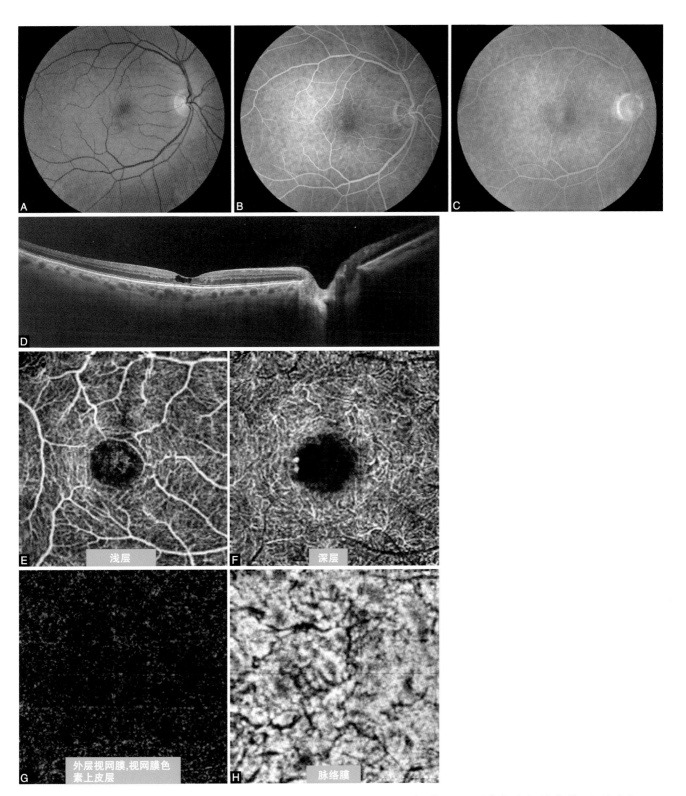

图 13.2A-H：Mac Tel 2 1 期患者。（A）彩色眼底照片显示，组织通透性下降，黄斑区呈浅灰色改变，没有明显血管改变。（B）FA 静脉早期显示旁中心凹颞侧区微小的荧光素渗漏。（C）FA 静脉晚期显示旁中心凹颞侧区轻度荧光素着染。（D）SD-OCT 通过中心凹的水平位切面显示低反射囊腔伴椭圆体带缺损。黄斑中心凹轮廓尚正常。（E）表浅视网膜毛细血管丛的 Angio OCT® 未显示明确的异常改变。（F）深层视网膜毛细血管丛层面的 Angio OCT® 显示早期旁中心凹颞侧区域的毛细血管扩张。外层视网膜，RPE 层（G）和脉络膜层（H）未见异常

（二）Mac Tel 2 2 期

血管侵害包括浅层和深层的视网膜毛细血管丛。

根据扩张的毛细血管网的大小和循环需要,可发展出扩张的分支或引流的血管。表浅视网膜可有结晶沉积（图 13.3、图 13.4）。

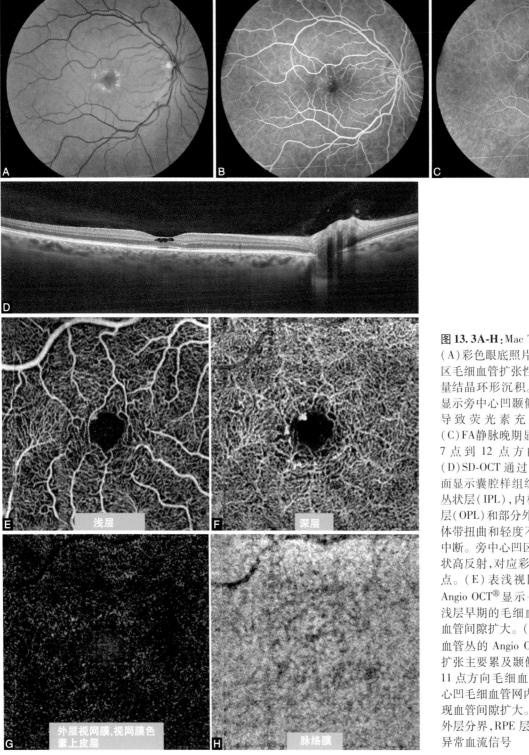

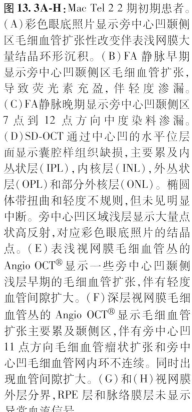

图 13.3A-H:Mac Tel 2 2 期初期患者。（A）彩色眼底照片显示旁中心凹颞侧区毛细血管扩张性改变伴表浅网膜大量结晶环形沉积。（B）FA 静脉早期显示旁中心凹颞侧区毛细血管扩张,导致荧光素充盈,伴轻度渗漏。（C）FA 静脉晚期显示旁中心凹颞侧区 7 点到 12 点方向中度染料渗漏。（D）SD-OCT 通过中心凹的水平位层面显示囊腔样组织缺损,主要累及内丛状层（IPL）,内核层（INL）,外丛状层（OPL）和部分外核层（ONL）。椭圆体带扭曲和轻度不规则,但未见明显中断。旁中心凹区域浅层显示大量点状高反射,对应彩色眼底照片的结晶点。（E）表浅视网膜毛细血管丛的 Angio OCT® 显示一些旁中心凹颞侧浅层早期的毛细血管扩张,伴有轻度血管间隙扩大。（F）深层视网膜毛细血管丛的 Angio OCT® 显示毛细血管扩张主要累及颞侧区,伴有旁中心凹 11 点方向毛细血管瘤状扩张和旁中心凹毛细血管网内环不连续。同时出现血管间隙扩大。（G）和（H）视网膜外层分界,RPE 层和脉络膜层未显示异常血流信号

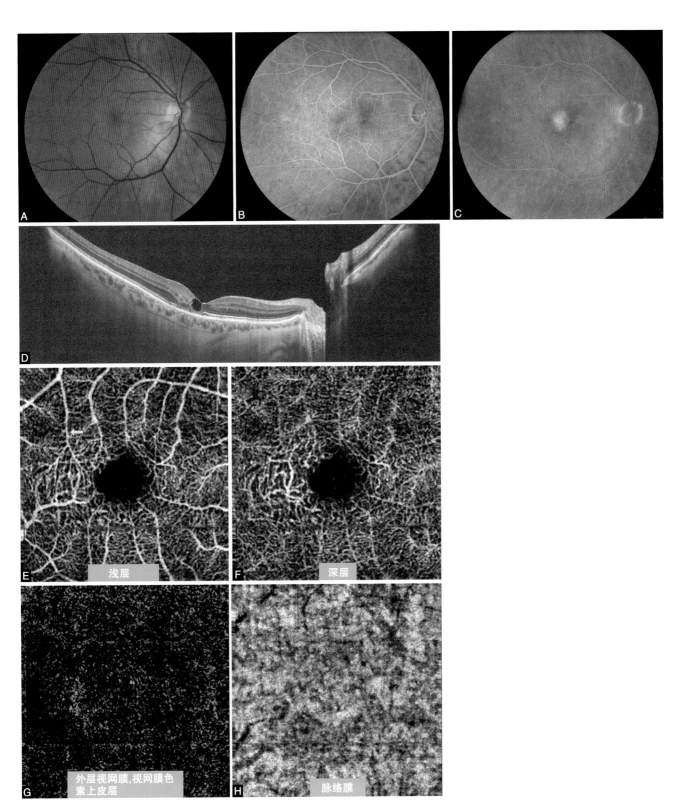

图 13.4A-H：Mac Tel 2 2 期患者出现引流静脉直角化扩张。（A）彩色眼底照片显示旁中心凹颞侧区透明性下降。（B）FA 静脉早期显示毛细血管扩张，引流静脉直角化扩张，分出扩张的血管丛。毛细血管扩张区出现荧光素染料充盈。（C）FA 静脉晚期显示扩张的毛细血管出现显著的荧光素渗漏。（D）SD-OCT 通过中心凹的水平位层面显示较大的低反射性囊腔样组织缺损，主要累及内丛状层（IPL），内核层（INL），外丛状层（OPL）和大部分外核层（ONL）。视网膜内显示少量的点状高反射。椭圆体带明显受到破坏。（E）表浅视网膜毛细血管丛的 Angio OCT® 显示扩张的分支动脉血管（黄色箭头）和引流静脉（蓝色箭头）与扩张的毛细血管相连。（F）深层视网膜毛细血管丛的 Angio OCT® 显示旁中心凹颞侧区毛细血管扩张。（G）和（H）视网膜外层，RPE 层和脉络膜层未见异常血流信号

(三) Mac Tel 2 3 期

血管源性的病程发展到内界膜和 RPE 层,伴色素沿着扩张的血管堆积。色素可迁移到视网膜表面或网膜下腔隙伴有周围网膜组织的紊乱。可出现一条以上的分支血管。表浅视网膜可有结晶沉积(图 13.5~图 13.7)。

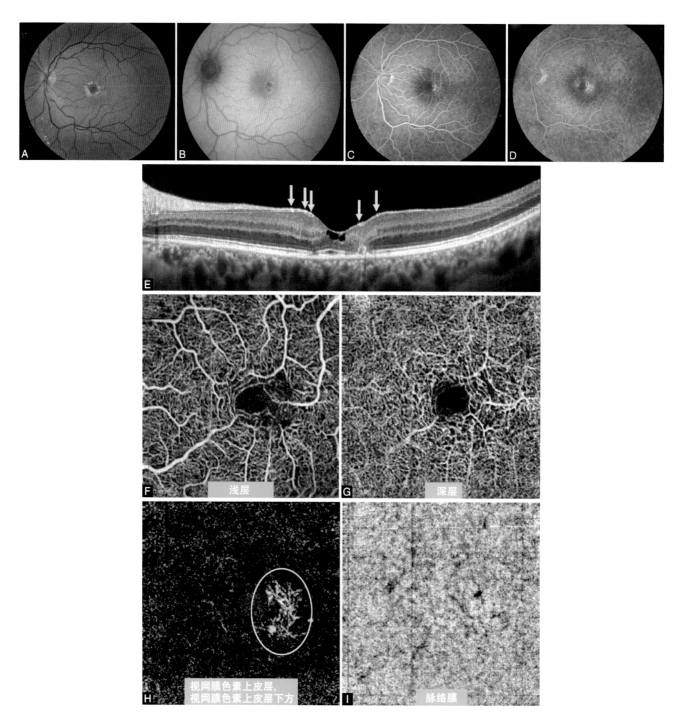

图 13.5A-I:Mac Tel 2 3 期早期患者出现结晶沉积和轻度色素堆积。血管化过程累及 RPE 层。(A)彩色眼底照片显示黄斑中心凹周围大量结晶沉积伴轻度色素堆积。(B)眼底自发荧光照片突出了在彩色眼底照片不能清晰分辨的两处色素堆积。(C)FA 静脉早期显示旁中心凹区域 3 点方向直角化扩张的引流静脉,伴颞侧毛细血管扩张区轻度荧光渗漏。(D)FA 静脉晚期显示旁中心凹颞侧扩张的血管有中度荧光渗漏,旁中心凹鼻侧血管有轻度渗漏。因色素堆积导致的荧光素堵塞,出现少量点状低荧光。(E)SD-OCT 通过中心凹的水平位层面显示视网膜表面出现多发的点状高反射(黄色箭头),对应黄斑中心凹周围的结晶沉积。中心凹的囊腔累及中心凹一半的厚度。椭圆体带出现缺损。外层视网膜和 RPE 层出现点状高反射,伴有轻度光伪影效应。(F)表浅视网膜毛细血管丛的 Angio OCT® 显示 3 点钟方向引流静脉直角化扩张,旁中心凹环形血管网部分消退和中断。(G)深层视网膜毛细血管丛层面的 Angio OCT® 显示毛细血管扩张改变,主要在颞侧区域,鼻侧也有累及。血管间隙明显扩大。(H)Angio OCT® 通过把默认设定的"外层视网膜层面"上界向下移到 RPE 层来避免 RPE 层上方血流信号的干扰,显示血管侵入性生长到达色素上皮层(RPE)。(I)Angio OCT® 脉络膜层未见异常血流信号

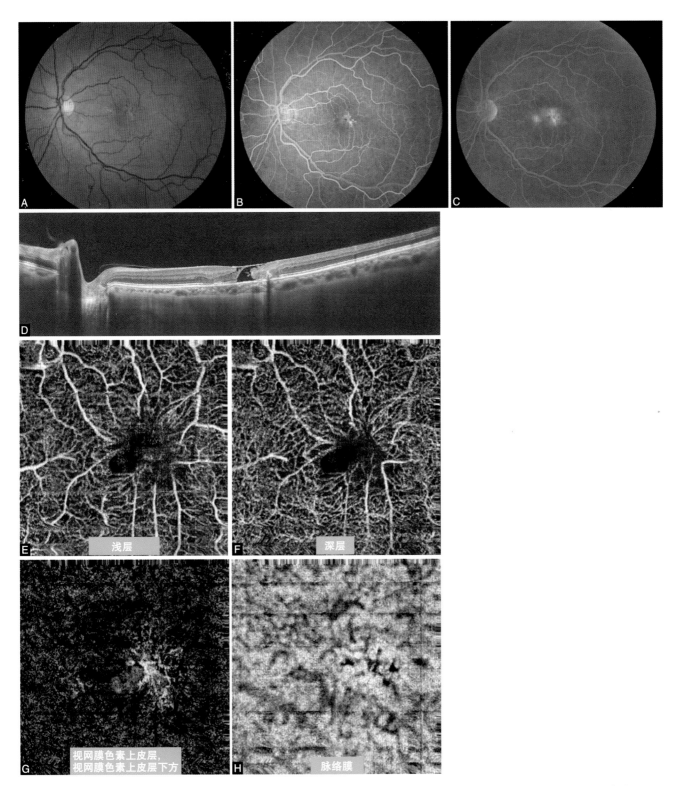

图 13.6A-H：Mac Tel 2 3 期患者形成黄斑板层裂孔。（A）彩色眼底照片显示些许色素堆积。（B）FA 静脉早期显示旁中心凹颞侧区荧光渗漏，伴点状色素堵塞。（C）FA 静脉晚期显示鼻侧和颞侧扩张的血管荧光素渗漏增加，伴点状色素堵塞。（D）SD-OCT 通过中心凹的水平位层面显示接近全层的黄斑裂孔，仅剩完整的内界膜。囊腔样缺损组织的颞侧外层视网膜点状高反射，伴有光伪影效应。中心凹椭圆体带完全消失。（E）表浅和（F）深层视网膜毛细血管丛的 Angio OCT® 显示血管向内生长进入 FAZ，FAZ 形态不规则，多发扩张的动脉和引流静脉伴血管密度下降。（G）Angio OCT® 通过把默认设定的"外层视网膜层面"上界向下移到 RPE 层来避免 RPE 层上方血流信号，确定血管侵入性生长到达色素上皮层（RPE）。（H）脉络膜层未见异常的血流信号

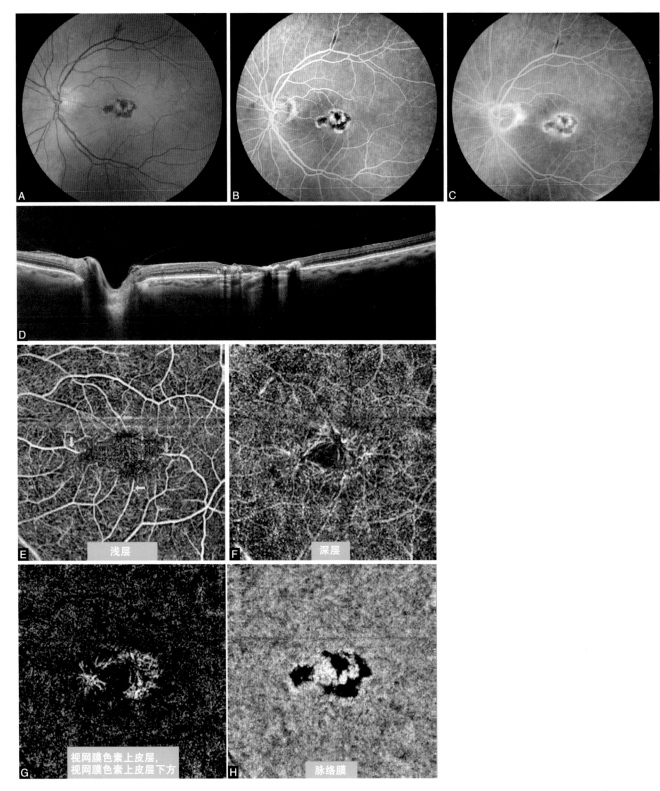

图 13.7A-H: Mac Tel 2 3 期进展期患者出现严重的色素堆积。(A)彩色眼底照片显示严重的中心凹周围环状色素堆积。(B)FA 静脉早期和(C)晚期显示荧光素因色素堆积而堵塞出现窗样缺损,少量荧光渗漏。(D)SD-OCT 显示表浅和深层网膜多发的不规则点状高反射,伴有光伪影效应。椭圆体带破坏。(E)表浅视网膜毛细血管丛的 Angio OCT®显示两个分支血管(黄色箭头)和引流血管(蓝色箭头),FAZ 区不规则,毛细血管损伤。同样存在色素堆积。(F)深层视网膜毛细血管丛的 Angio OCT®显示旁中心凹毛细血管扩张累及 360°,血管密度显著下降,FAZ 区破坏。(G)Angio OCT®通过把默认设定的"外层视网膜层面"上界向下移到 RPE 层来避免 RPE 层上方血流信号的干扰,确定血管侵入性生长到达色素上皮层。(H)脉络膜层未见异常的血流信号,有明显的色素阻断

（四）Mac Tel 2 4 期

4 期的特点是血管增殖。视网膜下新生血管膜

（SRNV）发生在这一期。有些病例中，SRNV 能穿透 RPE 层到达脉络膜，如图 13.8、图 13.9 所示。

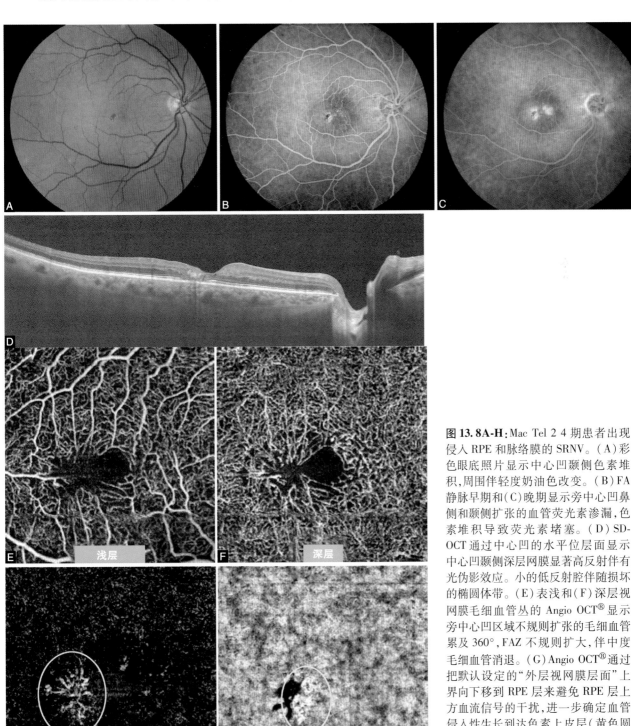

图 13.8A-H：Mac Tel 2 4 期患者出现侵入 RPE 和脉络膜的 SRNV。（A）彩色眼底照片显示中心凹颞侧色素堆积，周围伴轻度奶油色改变。（B）FA 静脉早期和（C）晚期显示旁中心凹鼻侧和颞侧扩张的血管荧光素渗漏，色素堆积导致荧光素堵塞。（D）SD-OCT 通过中心凹的水平位层面显示中心凹颞侧深层视网膜显著高反射伴有光伪影效应。小的低反射腔伴随损坏的椭圆体带。（E）表浅和（F）深层视网膜毛细血管丛的 Angio OCT® 显示旁中心凹区域不规则扩张的毛细血管累及 360°，FAZ 不规则扩大，伴中度毛细血管消退。（G）Angio OCT® 通过把默认设定的"外层视网膜层面"上界向下移到 RPE 层来避免 RPE 层上方血流信号的干扰，进一步确定血管侵入性生长到达色素上皮层（黄色圆圈）。（H）脉络膜层显示脉络膜存在 SRNV（黄色圆圈）

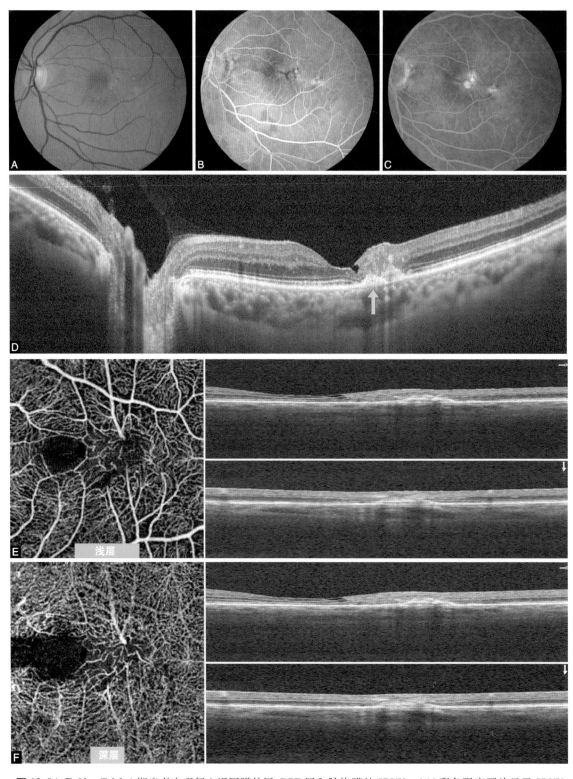

图 13.9A-F：Mac Tel 2 4 期患者出现侵入视网膜外层、RPE 层和脉络膜的 SRNV。(A)彩色眼底照片显示 SRNV 邻近色素堆积。周围视网膜水肿伴轻度颜色改变。(B)FA 静脉早期显示点状明亮的高荧光位于稍大点状中度高荧光的鼻上方，周围有环状堵塞的荧光素。(C)晚期显示 SRNV 伴两处点状高荧光，毛细血管扩张引起少量荧光渗漏，黄斑颞侧一个视盘距离有窗样缺损区。(D)SD-OCT 显示 SRNV 显著隆起的高反射(蓝色箭头)，椭圆体带局部缺损，RPE 层破坏。表浅层视网膜有小的低反射囊腔，伴不连续的 ILM。中心凹颞侧网膜内出现色素堆积，伴反射性增加。(E)表浅和(F)深层视网膜毛细血管丛的 Angio OCT® 显示旁中心凹颞侧血管形态明显破坏，血管密度显著下降。引流静脉扩张。视网膜外层和 RPE 层均出现 SRNVs(黄色圆圈)

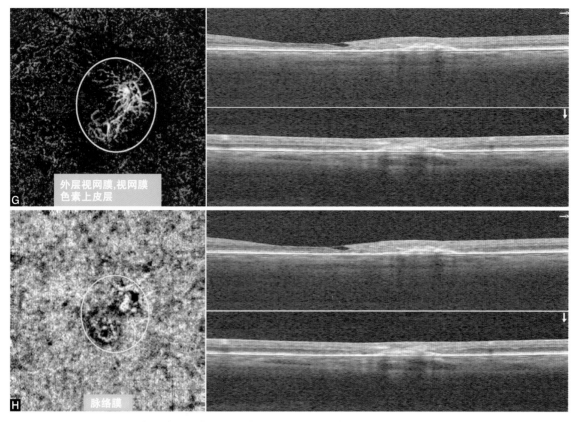

图 13.9G-H：Mac Tel 2 4 期患者出现侵入视网膜外层、RPE 层和脉络膜的 SRNV。（G）和（H）脉络膜层。水平和垂直的 OCT 图像（各自的箭头）的分界线设定如右图

（五）　Mac Tel 2 5 期

Mac Tel 2 增殖晚期，视网膜和视网膜下层，RPE 层以及脉络膜出现盘状纤维血管膜，如图 13.10 所示。

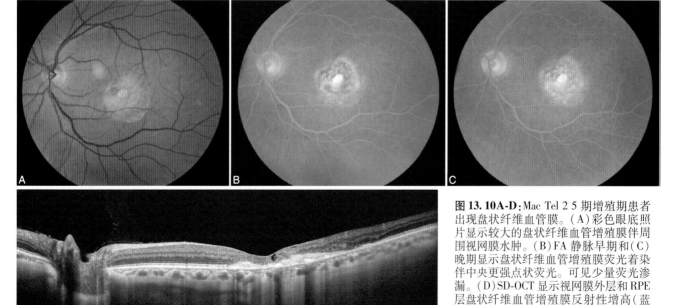

图 13.10A-D：Mac Tel 2 5 期增殖期患者出现盘状纤维血管膜。（A）彩色眼底照片显示较大的盘状纤维血管增殖膜伴周围视网膜水肿。（B）FA 静脉早期和（C）晚期显示盘状纤维血管增殖膜荧光着染伴中央更强点状荧光。可见少量荧光渗漏。（D）SD-OCT 显示视网膜外层和 RPE 层盘状纤维血管增殖膜反射性增高（蓝色箭头）。正常的视网膜结构被破坏伴各层轮廓不清。黄斑中心凹颞侧见囊腔

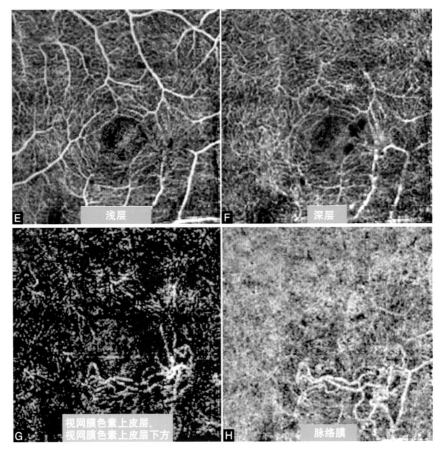

图 13. 10E-H：（E）表浅视网膜毛细血管丛的 Angio OCT® 显示血管缺损伴黄斑中心凹颞侧毛细血管消退，旁中心凹毛细血管网破坏。（F）深层视网膜毛细血管丛的 Angio OCT® 显示血管侵入性生长到达黄斑中心凹伴旁中心血管分支消失。颞侧血管显著扩张伴正常血管形态受损。新生血管膜和扩张迂曲的视网膜外层血管连接。视网膜下新生血管侵入性生长穿透色素上皮层（G）到达脉络膜（H）

第二节　总　　结

基于 SSADA 的 Angio OCT® 能清晰显示 Mac Tel 2 患者优质的视网膜血管图像，并且无需造影剂。*En face* 扫描能在需要的层次进行分界，探测特定组织深度的血流信息。采用 SSADA 算法的 Angio OCT® 具有独特的血流成像能力，是对 Mac Tel 2 患者进行临床研究的强大的新工具。

（黄锦海　译）

参考文献

1. Wu L, Evans T, Arevalo JF. Idiopathic macular telangiectasia type 2 (idiopathic juxtafoveolar retinal telangiectasis type 2A, Mac Tel 2). Surv Ophthalmol. 2013 Nov-Dec;58(6):536-59.

2. Nowilaty S, Al-shamsi H, Al-khars W. Idiopathic juxtafoveolar retinal telangiectasis: A current review. Middle East. Afr J Ophthalmol 2010 Jul-Sep;17(3):224-41.

3. Issa PC, Gillis MC, Chew EY, et al. Macular telangiectasia type 2. Progress in Retinal and Eye Research. 2013;34:49-77.

4. Yannuzzi LA. Macular telangiectasia. In: Yannuzzi LA, ed. The Retinal Atlas. Philadelphia, PA, Elsevier Saunders. 2010;422-9.

5. Gass JD. Muller cell cone, an overlooked part of the anatomy of the fovea centralis: hypotheses concerning its role in the pathogenesis of macular hole and foveomacular retinoschisis. Arch Ophthalmol. 1999;117:821-3.

6. Powner MB, Gillies MC, Tretiach M, et al. Perifoveal Muller cell depletion in a case of macular telangiectasia type 2. Ophthalmology. 2010;117:2407-16.

7. Cohen SM, Cohen ML, El-Jabali F, et al. Optical Coherence tomography findings in nonproliferative group 2a idiopathic juxtafoveal retinal telangiectasis. Retina. 2007;27:59-66.

8. Chew E. Perifoveal telangiectasis. In: Ryan SJ, ed. Retina. Philadelphia, PA, Elsevier Mosby. 2006;1409-15.

9. Gass JD. A fluorescein angiographic study of macular dysfunction secondary to retinal vascular disease. V Retinal telangiectasis. Arch Ophthalmol. 1968;80:592-605.

10. Gass JD, Oyakawa RT. Idiopathic juxtafoveal retinal telangiectasis. Arch Ophthalmol. 1982;100:769-80.

11. Gass JD, Blodi BA. Idiopathic juxtafoveal telangiectasis. Update of

classification and follow-up study. Ophthalmology. 1993;100:1536-46.

12. Yannuzzi LA, Bardal AM, Freund KB, et al. Idiopathic macular telangiectasia. Arch Ophthalmol. 2006;124:450-60.

13. Wong WT, Forooghian F, Majumdar Z, et al. Fundus autofluorescence in type 2 idiopathic macular telangiectasia: Correlation with optical coherence tomography and microperimetry. Am J Ophthalmol. 2009: 148:573-83.

14. Mauget-Faysse M, Wolff B, Basdekidou, et al. *En Face* optical coherence tomography in idiopathic macular telangiectasia. In: Lumbroso B, Huang D, Romano A, et al. (Eds). Clinical *En Face* OCT atlas. New Delhi, London, Philadelphia, Jaypee Brother Medical Publishers. 2013:235-53.

15. Ooto S, Hangai M, Takayama K, et al. High-resolution photoreceptor imaging in idiopathic macular telangiectasia type 2 using adaptive optics scanning laser ophthalmoscopy. Inves Ophthalmol Vis Sci. 2011; 52(8):5541-50.

16. Lumbroso B, Rispoli M. Savastano, et al. Clinical application: Aspects of OCT SSADA angiography in eye disorders. In: Lumbroso B, Huang D, Jia Y, et al. (Eds). Clinical Guide to Angio-OCT. New Delhi, London, Philadelphia, Jaypee Brother Medical Publisher, 2015:1-4.

17. Spaide RF, Klancnik Jr JM, Cooney M. Retinal vascular layers in macular telangiectasia type 2 imaged by optical coherence tomographic angiography. JAMA Ophthalmology; published online 2014, October 9.

18. Thorell WR, Zhang Q, Huang Y, et al. Swept-Source OCT Angiography of Macular Telangiectasia Type 2, Ophthalmic Surgery, Lasers, and Imaging Retina. 2014;45(5):369-80.

19. Jia Y, Tan O, Tokayer J, Potsaid B, et al. Split-spectrum amplitude-decorrelation angiography with optical coherence tomography. Opt Express. 2012;20(4):4710-25.

20. Tokayer J, Jia Y, Dhalla A, Huang D. Blood flow velocity quantification using split-spectrum amplitude-decorrelation angiography with optic coherence tomography. Biomed Opt Express. 2013;4(10):1909-24.

第十四章　血管阻塞的 Angio OCT®

Marco Rispoli，Bruno Lumbroso，Maria Cristina Savastano

第一节　视网膜静脉阻塞

一、荧光素血管造影

静脉阻塞在荧光素血管造影中有两种基本改变：血管通透性异常及视网膜缺血。

因此，静脉阻塞可以被细分为以下几种：

- 水肿型阻塞：血管的异常通透性引起视网膜水肿、出血以及视网膜内液体渗漏而形成渗出（图 14.1）。
- 缺血型阻塞：缺血导致了棉绒斑的出现，低或者无灌注毛细血管突出表现为低荧光区域（图 14.2）。

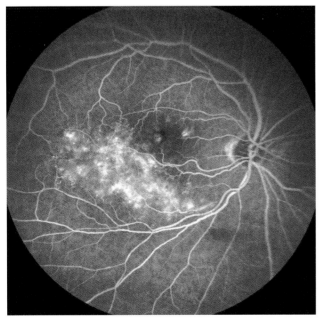

图 14.1：荧光素血管造影。水肿型的分支静脉阻塞：血管造影的图像显示阻塞区域明显着染，遮蔽了其下的血管网。视网膜内荧光素渗漏

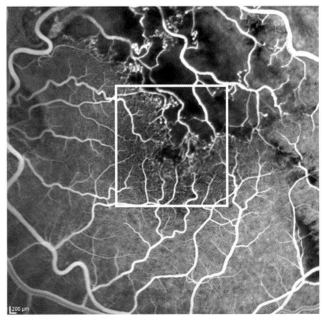

图 14.2：荧光素血管造影。缺血型分支静脉阻塞。低荧光区是明显缺少灌注的阻塞区域。可以看到截断的血管和早期的断流（由 Luca Di Antonio 提供）

114

- 混合水肿缺血型阻塞:作为静脉阻塞的结果,水肿和缺血混合型有可能会出现,有时其中一种形式会比另一种形式占优势(图14.3)。

- 年轻患者的静脉阻塞:他们经常能自行恢复(图14.4)。

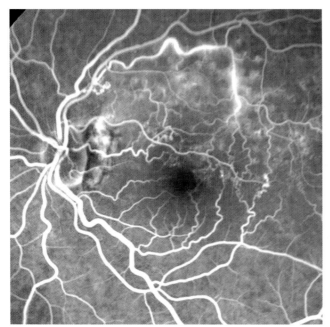

图 14. 3　荧光素血管造影。分支静脉阻塞。灌注减少的区域与旁边晚期荧光素着染的区域并存。记录血管内荧光素的改变,但是着染使血管大小的评估变得不可能

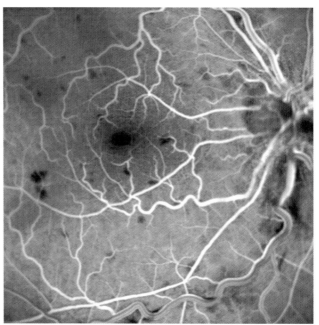

图 14. 4　荧光素血管造影。年轻患者的静脉阻塞。尽管血管走行发生改变,仍然有明显的充血和出血性遮蔽,这与视盘的高荧光相关。这些症状的预后通常是好的

二、进　　展

各种各样的因素影响静脉阻塞的进展。

1. 年龄相关性因素以及阻塞的原因

2. 阻塞的范围:这取决于筛板的形态以及视盘睫状血管吻合的可能性。

荧光素血管造影对静脉阻塞的诊断、进展研究、确定分型以指导治疗是必不可少的。对所有周边象限的造影检查使确认疾病中可能出现的所有损害变得有可能。荧光素血管造影可以评价视网膜和虹膜新生血管的出现。这些新生血管会进展成新生血管性青光眼。

除了青少年型的静脉阻塞常能自行恢复,未经治疗的静脉阻塞预后总是很差。新的治疗方法能改善静脉阻塞的预后。在血流淤滞、血管扩张为主的水肿型毛细血管病变中,很快会形成黄斑囊样水肿,严重影响视力。

缺血型的毛细血管病变中,以血管的无灌注为主,小动脉也会累及。新生血管形成会有危害性的出血。在某些病例中,无灌注会发展成新生血管性青光眼。

三、静脉阻塞 Angio OCT® 的特征

本章节中所有的 Angio OCT® 图像均是通过波长为840nm 的商业版 RTVue XR Avanti 频域 OCT(Optovue 公司,弗里蒙特,加利福尼亚州)系统的 AngioVue OCTA 软件获得 OCTA 图像谱域 OCT 设备(SD-OCT,XR Avanti "AngioVue", Optovue, Fremont, CA)。将两条自动的分界线手动调整至需要的位置。在这些分界线间的血流就会被记录。伪影消除功能可以用来消除视网膜血管伪影。

荧光素血管造影和 Angio OCT® 存在明显的图像差异。

四、浅层血管丛

在静脉阻塞中,我们可以看到浅层血管丛结构的改变,尤其是在黄斑缺血时。血管信号(血流)不是线性的,但是存在局部偏差,管壁厚度不是有规律的,但是能显示病灶截面及管腔的狭窄;血管走行突然中断伴局部扩张,围绕中心凹无血管区,与正常人相比这个无血管区有所扩大。血流可以被分层。

血管网看起来更加明显,动静脉吻合和血管环更容易观察到。我们可以观察在荧光素血管造影中无法观察到的特征,因为在造影中晚期染料渗漏遮蔽了它们。视网膜出血在 OCTA 中是一个遮蔽区域,但荧光遮蔽在荧光素血管造影中更明显。

视网膜水肿区域因没有染料着色或者渗漏,所以无法观察到。然而,在水肿的病例中我们能观察到毛细血管网的扩张和扭曲,扩张的毛细血管清晰度下降。

五、深层血管丛

深层血管丛比浅层血管丛能显示更多的损伤。主要在缺血区域,它的改变非常显著,具有巨大的差异。在无灌注区,各种各样的血管走形的变化使毛细血管分布无规律性。在病变区,血管壁比较厚;血管走行显示血管沿着各种视网膜平面多重分流。

第二节　分支静脉阻塞

一、荧光素血管造影表现

分支静脉阻塞可能是缺血、水肿或者是混合型,但与中央静脉阻塞相比,这些特征出现的区域相对局限。

通过荧光素血管造影确认阻塞位置是非常重要的。阻塞通常发生在动静脉交叉处,静脉的血管壁会被荧光素显著着染。可能会有荧光素渗漏。在阻塞区域,毛细血管明显扩张和扭曲,并有荧光素的渗漏。通常,阻塞区域都覆盖着渗出和出血。如果黄斑或者黄斑周边的循环受累,那么在疾病早期阶段就会出现视力损害。

水肿型受累区域的边缘,能观察到侧支血管形成伴动静脉吻合及毛细血管扩张。中心凹旁静脉弓的任何中断都会导致预后不良。某些吻合支,可以观察到静脉循环的逆流。

在缺血型或者混合型的分支静脉阻塞区域的周边,可能会出现新生血管。这些病例中,无灌注区的激光治疗可以防止出血,有些病例中还可以防止新生血管性青光眼。

二、Angio OCT®表现

静脉阻塞的患眼,Angio OCT®显示血管网有明显的无灌注区,对应于荧光素血管造影中能见到的无灌注区域。这些区域更容易见到,因为没有中晚期阶段荧光素渗漏引起的遮蔽。

三、浅层血管丛

某些毛细血管变粗可以被观察到,而另一部分血管管腔变得相对狭窄。继发的形态改变是粗糙的网状血管,伴随着形状不规律的网格形态以及灰色背景(图 14.5)。

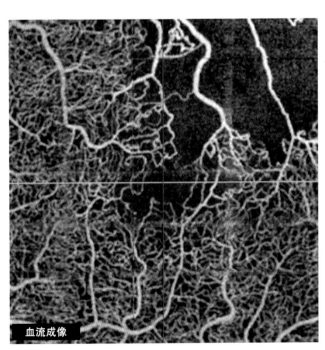

图 14.5　静脉阻塞缺血区域的 Angio OCT®。在阻塞区域内的缺血区无血流能很清晰地被观察到。注意缺血区边缘刚形成的吻合和侧支循环

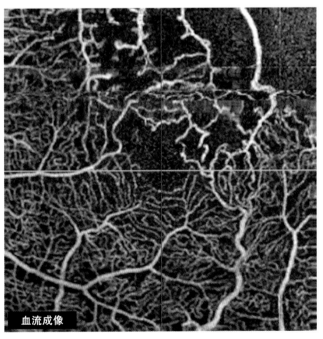

图 14.6　Angio OCT®中看到在静脉阻塞的无灌注区中突然间中断的截断血管。记录阻塞区域侧支的消失

血管的细节比在荧光素血管造影中看到的更加清晰,例如动静脉吻合和血管环。

血管的结构是不同的,从精细到粗糙。通常,无灌注区的毛细血管是突然中断的截断血管,或者是与内核层的深层血管网的毛细血管相连的动静脉吻合(图14.6)。

视网膜水肿的区域容易确认,因为没有着染,但是扩张迂曲的网状毛细血管网也能看到,包括清晰度下降的扩张毛细血管。

当荧光素血管造影显示血管壁是有荧光素着染的,而 Angio OCT® 显示的是非常弱的血流(相当于管腔本身),围绕它的黑影就相当于增厚的血管壁。因此,在这个案例中荧光素血管造影和 Angio OCT® 会存在明显的图像差异(图14.7)。

视网膜出血显示为遮蔽区域而被观察到,但是这些区域并没有像在荧光素血管造影中看到的那么明显。

在缺血区,背景的纹理可能会有浅灰色到类灰色颗粒状的改变。

有阻塞时可以观察到浅层血管丛的结构改变,尤其是当黄斑区缺血时(图14.8)。在这些病例中,血管轮廓不是线性的,而是存在局部变异,管壁厚度是不连续的伴随着病灶截断和管腔狭窄。比健康眼扩大的中心凹无血管区旁血管走行突然中断,其终末端扩张。沿着受阻塞影响的区域血流被截断。

四、深层血管丛

深层血管丛的表现各异,主要是在缺血区(图14.9)。在病变区血流频繁地改变方向,血管的分布是不规律的。在受影响的区域,血管壁增厚,视网膜层间血管分流。血管形成受损的区域其纹理是不同的,浅层和深层血管丛的病理性连接常常会增多,伴随着显著的血管大小和走行的损害(图14.10)。

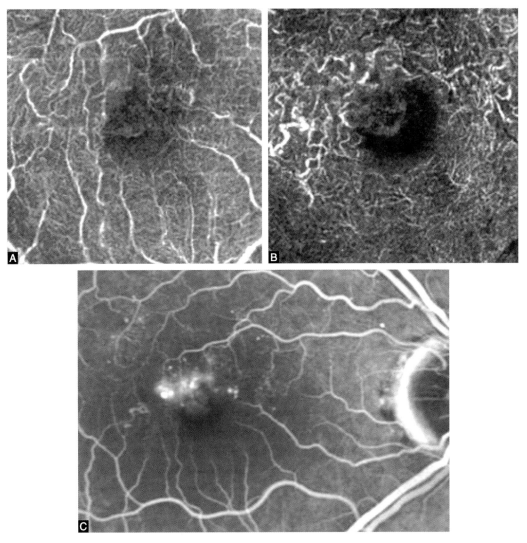

图 14.7A 到 C:Angio OCT®:(A)表浅层血管丛、(B)深层血管丛与(C)传统的荧光素血管造影对比。着染和渗漏阻碍观察者观察颞侧黄斑区与相关深层明显淤血的血管丛的垂直分流

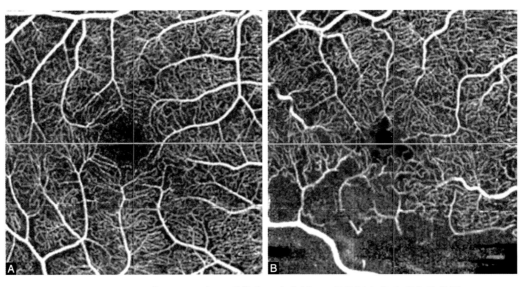

图 14.8A 和 B:正常眼(A)和视网膜静脉阻塞病例(B)的浅层血管丛形态学差异

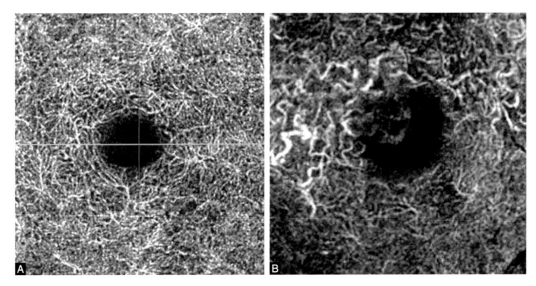

图 14.9A 和 B:正常眼(A)和视网膜静脉阻塞病例(B)的深层血管丛形态学差异

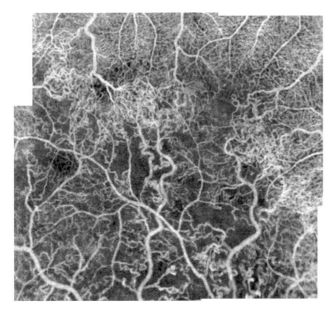

图 14.10A:视网膜分支静脉阻塞病病例中的激光扫描眼底成像(SLO)功能图像。在这个图像中,我们能观察所有重叠的血管网。能清晰地看到缺血区域

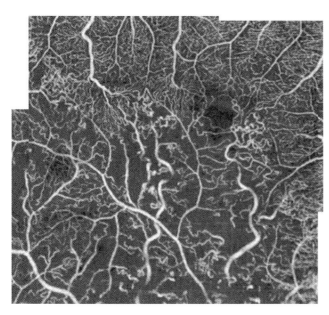

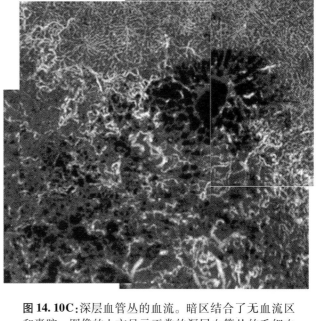

图 14.10B:浅层血管丛的血流。缺血组织在某些区域表现为完全的血流缺失

图 14.10C:深层血管丛的血流。暗区结合了无血流区和囊腔。图像的上方显示正常的深层血管丛的毛细血管。下方显示的是扩张的、截断的深层毛细血管

受影响的毛细血管显示更加缓慢的血流。在缺血区范围内血管变细,其终端经常中断。

第三节 分支动脉阻塞

在分支动脉阻塞中缺血发生之后,浅层血管网消

失了一些,但是并不是所有的侧支。这个表现几乎仅限于浅层血管丛。*En face* 图像比 Angio OCT® 显示得更好。在深层血管网水平,深层血管丛的毛细血管被动脉阻塞扰乱明显。重要的毛细血管消退非常明显。一些毛细血管增粗,但更多的是闭合。深层血管网显示更大、更稀疏的网状结构(图 14.11)。

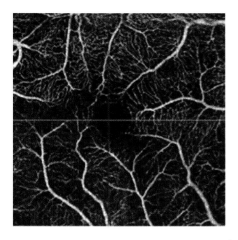

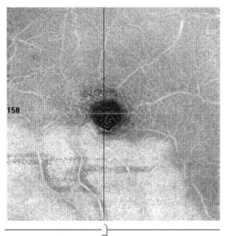

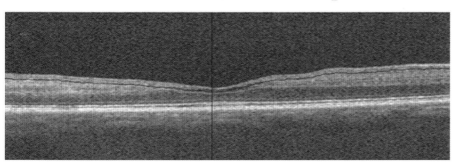

图 14.11A:分支动脉阻塞,浅层血管网。使用 OCT 血流成像,可以凸显动脉阻塞区域内的浅层血管主支,缺失了部分但并非全部的侧支。Angio OCT® 这个表现仅限于浅层血管丛

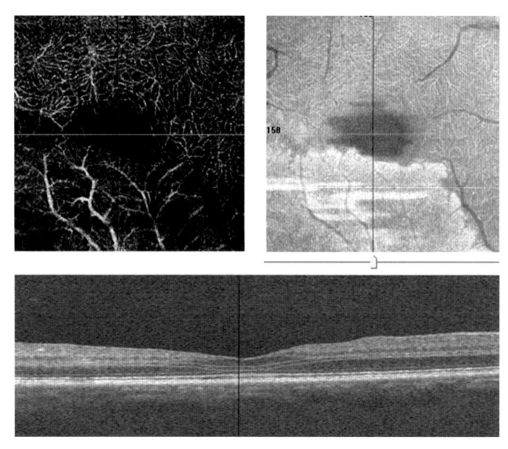

图 14.11B：分支动脉阻塞，深层血管网。深层血管丛的毛细血管显著受动脉阻塞的影响。在阻塞区，可以看到毛细血管缺损。一些毛细血管增粗伴随更多闭合。我们可以看到疏松的血管网，具有更大、稀疏的网状结构

（周健　译）

参考文献

1.　Hayreh SS. Ocular vascular occlusive disorders: natural history of visual outcome. Prog Retin Eye Res. 2014;41:1-25.

2.　London NJ, Brown G. Update and review of central retinal vein occlusion. Curr Opin Ophthalmol. 2011;22:159-65.

3.　Jaulim A, Ahmed B, Khanam T, Chatziralli IP. Branch retinal vein occlusion: epidemiology, pathogenesis, risk factors, clinical features, diagnosis, and complications. An update of the literature. Retina. 2013;33:901-10.

15

第十五章　糖尿病视网膜病变

Talisa de Carlo, Eric M Moult, WooJhon Choi, Marco Bonini Filho,
James G Fujimoto, Jay S Duker, Nadia K Waheed

光学相干断层扫描血流成像仪（Optical coherence tomography angiography, OCTA）可获得糖尿病相关微血管改变的精细可视化成像。糖尿病视网膜病变的光学相干断层扫描血流成像可以观察到微血管瘤、毛细血管无灌注区、视网膜毛细血管迂曲扩张、中心凹无血管区（FAZ）扩大、旁中心凹毛细血管区域增加、视盘区新生血管化（NVD）和视网膜新生血管化（NVE）。另外，还可以观察到脉络膜毛细血管层的异常改变。

第一节　非增殖期糖尿病
视网膜病变

OCTA的优点之一是它可提供三维立体数据，能够提供立体层面或分断层面信息，给出视网膜及表层脉络膜血管的深度分辨图像，这些图像在标准的荧光素血管造影（fluorescein angiography, FA）中是观察不到的。商业化 AngioVue OCTA 软件 RTVue XR Avanti（Optovue, Inc. , Fremont, CA）可以自动地将内层视网膜分割成"表浅层"和"深层"血管丛。表浅内层视网膜血管丛包含来自视网膜神经纤维层（retinal nerve fiber layer, RNFL）和神经节细胞层（ganglion cell layer, GCL）的血管。"深层"血管丛的上下边界分别是内丛状层（inner plexiform layer, IPL）和内核层（inner nuclear Layer, INL）交界，与内核层（INL）和外丛状层（outer plexiform layer, OPL）的交界。如若微血管丛受到疾病的影响，这些分层信息可以为临床医

生提供更加精确的信息。当周围毛细血管较少时，病变区域不易被遮盖，微血管的细微变化也更容易被探测到。与此同时，为了避免可能存在的伪迹，核实自动分层是否正确非常重要。如果分层辨识错误，即使此层次有血管存在，在断层 OCTA 图像上也不会显示出来。当遇上更严重的病变导致视网膜结构发生较大变异时，对于图像分割的挑战就更加严峻。图15.1是一例糖尿病黄斑水肿（DME），断层 OCTA 显示囊样水肿处血管的改变。

在DME病例中，通过结构断层 OCTA 观察积聚有大部分液体的深部内层视网膜丛（图15.1），可以检测到积液随着时间的变化。

OCTA 与 FA 相比，可以更加详尽地显示视网膜血管。正如图15.2~图15.4看到的，微动脉瘤呈现出局部的扩大（黄色圆圈）或是毛细血管无灌注区（蓝色圆圈）。与 FA 相比，虽然无法囊括全部，但 OCTA 可以检测绝大多数的微动脉瘤。并且，一些 FA 观察不到的微动脉瘤，OCTA 也可以检测到。OCTA 具有敏感阈值因此存在更低的流速探测范围，这个由重复 OC-TB 型扫描时间间隔（内扫描时间）所决定。由于一些微动脉瘤可能有比敏感阈值更低的血流，因此这些微动脉瘤不会被 OCTA 检测到。如果内扫描时间增加，微动脉瘤（缓慢血流病变）的检测敏感性也随之增加，但作为代价因眼动导致的声噪也会增加。

缩小检测范围，微动脉瘤的检测率也相应提高。原因是 3mm×3mm 和 6mm×6mm 的断层 OCTA 图像

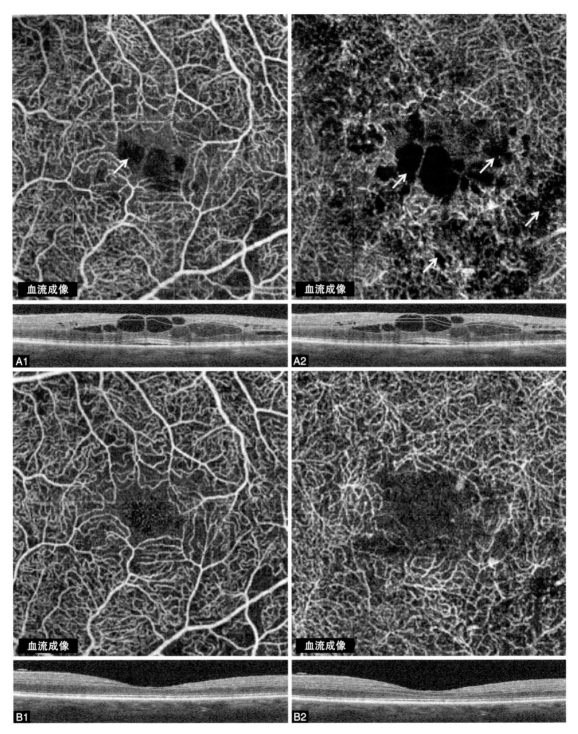

图 15.1A 和 B：图片来自于 AngioVue 光学相干断层成像血流成像仪（OCTA）软件 RTVue XR Avanti（Optovue，Inc，Fremont，CA），（A）3mm×3mm OCT 血管造影图和对应的 OCT 横向扫描图片，来自于玻璃体注射阿柏西普之前的糖尿病黄斑水肿患者（A1），内层视网膜表面可见血管之间有少许袋状液性暗区（见图中白色箭头所示），对应的 OCT 横扫图片显示黄斑水肿，OCTA 断层图片红线和绿线之间的区域是获得的深度范围（A2）深部内层视网膜显示了多个囊肿（见图中白箭头所示）。对应的 OCT 横扫图片提示了糖尿病黄斑水肿并显示两条绿线之间厚层作为分界线，（B）3mm×3mm OCT 血管造影图和对应的 OCT 横扫图片，来自于玻璃体注射阿柏西普之后的糖尿病黄斑水肿患者。（B1）内层视网膜表面可见囊肿数量减少，对应的 OCT B 超图片没有提示黄斑水肿，红线和绿线之间区域被设计成 OCTA 断层图片的深度范围。（B2）深部内层视网膜显示了水肿明显好转，对应的 OCT B 超图片没有提示糖尿病黄斑水肿，两条绿线之间区域作为 OCT 造影图的厚层

中采用的轴向扫描数量是相同的,而 3mm×3mm 图像有更大的采样密度(每单位区域轴向扫描数量)。因此,与 6mm×6mm 扫描范围的图 15.4 相比,3mm×3mm 扫描范围的图 15.2 和图 15.3 可以更加容易地辨认微动脉瘤。临床上,更大的断层扫描范围也是有用的,但是 OCT 设备有限的轴向扫描速度意味着随着扫描范围的增加,图像质量(分辨率)会有所下降。

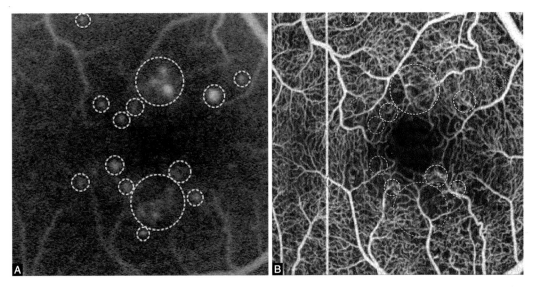

图 15.2A 和 B:用实验原型扫频光学相干断层成像在 1050nm 波长下获得的图像(Department of Electrical Engineering and Computer Science,Massachusetts Institute of Technology,Cambridge,MA)。(A)糖尿病眼的眼底荧光素血管造影(FA)被裁剪成将近 3mm×3mm。微动脉瘤用黄色圆圈标出。(B)同一只眼睛 3mm×3mm Angio OCTA。微动脉瘤可以在 A 图荧光素血管造影中观察到,也可以在 OCTA 中观察的用黄色圆圈标注。FA 中看到的微动脉瘤对应于 OCTA 的毛细血管无灌注区的用蓝色圆圈标注。FA 中看到的微动脉瘤在 OCTA 中没有显示信号的用红色圆圈标注

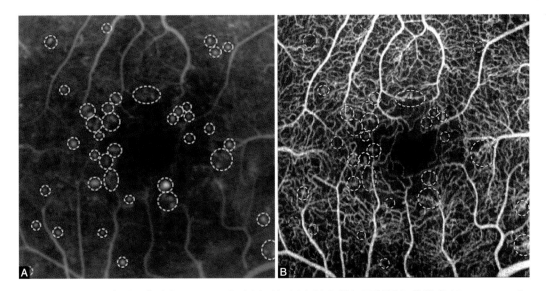

图 15.3A 和 B:采用工作波长 1050nm 实验原型扫频光源光学相干断层扫描设备(Department of Electrical Engineering and Computer Science,Massachusetts Institute of Technology,Cambridge,MA)获得的图像。(A)糖尿病眼的眼底裁剪成约 3mm×3mm 范围大小的荧光素血管造影(FA)图像。微动脉瘤用黄色圆圈表示。(B)同一只眼睛 3mm×3mm 大小 Angio OCT® 图。微动脉瘤可以在 A 图荧光素血管造影中被看到,也可以在 OCTA 中被看到的用黄色圆圈标注。FA 中看到的微动脉瘤对应于 OCTA 的毛细血管无灌注区的用蓝色圆圈标注。FA 中存在微动脉瘤的区域,但在 OCTA 中没有显示信号的,用红色圆圈标注

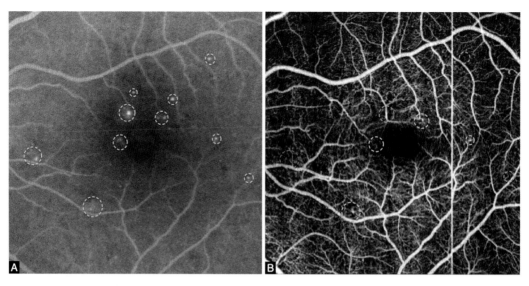

图 15.4A 和 B:采用工作波长 1050nm 扫频光源光学相干断层扫描实验原型机(Department of Electrical Engineering and Computer Science, Massachusetts Institute of Technology, Cambridge, MA)获得的图像。(A)糖尿病眼的眼底裁剪成约 6mm×6mm 范围大小的荧光素血管造影(FA)图像。微动脉瘤用黄色圆圈标出。(B)同一只眼睛 6mm×6mm 大小 Angio OCT®。微动脉瘤可以在 A 图荧光素血管造影中看到,也可以在 OCTA 中看到的用黄色圆圈标注。FA 中看到的微动脉瘤对应于 OCTA 的毛细血管无灌注区的用蓝色圆圈标注。FA 中存在微动脉瘤的区域,但在 OCTA 中没有显示信号的,用红色圆圈标注

　　由于 OCTA 显现的是血流的运动对比,它不能显示渗漏,因此不能区分渗漏和未渗漏的微动脉瘤。然而,由于 OCTA 数据通过重复 OCT 横向扫描获得,它本质上也包含了同步位置的体积结构数据。因此,用视网膜厚度图可以叠加微动脉瘤图像和获得关于渗漏的间接证据。图 15.5 是糖尿病黄斑水肿的眼底荧光素血管造影(FA)图像,显示了一个渗漏的微动脉瘤和一些未渗漏的微动脉瘤。Angio OCT® 图可以证实这些微动脉瘤的存在。当 OCT 厚度图在 OCTA 上被叠加,水肿与来自一个微动脉瘤的渗漏是一致的,并不来

自其他微动脉瘤。

　　OCTA 的一个优势是可以提供精细化的视网膜毛细血管图。这使探测微血管的改变更加容易,如毛细血管扩张和毛细血管袢,这些改变用其他影像学检查是很难观察到的。在一个密集毛细血管网内,毛细血管无灌注区很容易被辨认出来。甚至无临床视网膜病变表现的糖尿病病人也会有一些改变被呈现(图 15.6)。NP-DR 病人的 Angio OCT® 图显示微血管呈轻度至重度的改变(图 15.7 ~ 图 15.13)。轻度 NPDR 病人的某些改变与无临床视网膜病变表现的糖尿病病人是相似的。

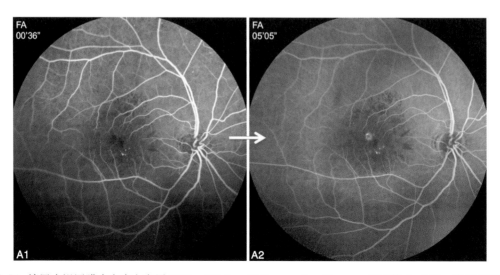

图 15.5A:糖尿病视网膜病变病人应用 RTVue XR Avanti(Optovue,Inc,Fremont,CA)的 AngioVue 光学相干断层成像血流成像(OCTA)软件获得的图像。(A)荧光素血管造影(FA)早期阶段(A1)和晚期阶段(A2)图像展示了黄斑中心凹颞上方微动脉瘤发生渗漏而鼻下方微动脉瘤未发生渗漏

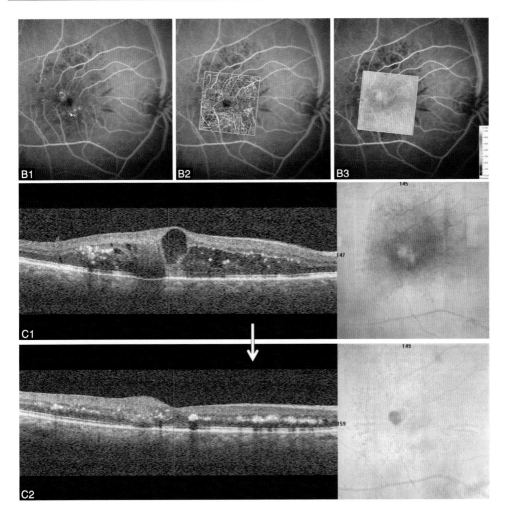

图 15.5B-C：（B1）A 图中 FA 的晚期阶段的放大图像，微动脉瘤用黄色圆圈标出。（B2）将 3mm×3mm 大小 Angio OCT® 图放在 B1 图像上发现，Angio OCT® 图中的微动脉瘤与 FA 图中的是相对应的。（B3）RTVue XR Avanti OCT 厚度图与（B2）叠加发现微动脉瘤渗漏区以及周围由于水肿的原因导致厚度变厚，而微动脉瘤未渗漏区未出现任何液体的积聚。（C1）在 A-B 中来自同一病人的 OCT 横向扫描图和 OCT 厚度图都展示了黄斑水肿。（C2）来自同一病人的将近 3 个月内 2 次玻璃体腔内注射阿柏西普后的 OCT 横向扫描图和 OCT 厚度图，水肿已经改善

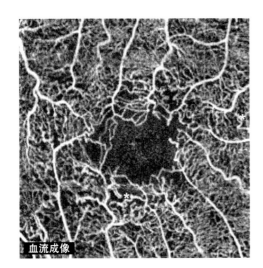

图 15.6：使用 RTVue XR Avanti（Optovue，Inc，Fremont，CA）的 OCTA 软件获得图像。无视网膜病变临床表现的糖尿病患者的 3mm×3mm 大小 Angio OCT® 图显示增大的中心凹无血管区（FAZ）以及扩张的血管（黄色＊标注）

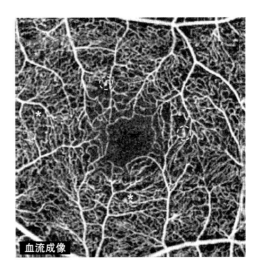

图 15.7：使用 RTVue XR Avanti（Optovue，Inc，Fremont，CA）的 OCTA 软件获得图像。非增殖期糖尿病视网膜病变（NPDR）的 3mm×3mm 大小 Angio OCT® 图可见增大的中心凹无血管区（FAZ），扩大的毛细血管间区，一些微动脉瘤（黄色圆圈标注）以及扩张的血管（黄色＊标注）

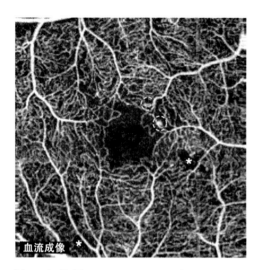

图 15.8:使用 RTVue XR Avanti(Optovue, Inc, Fremont, CA)的 OCTA 软件获得图像。非增殖期糖尿病视网膜病变(NPDR)的 3mm×3mm 大小血流成像图可见增大的中心凹无血管区(FAZ),毛细血管无灌注区(白色∗标注)和少量微动脉瘤(黄色圆圈标注)

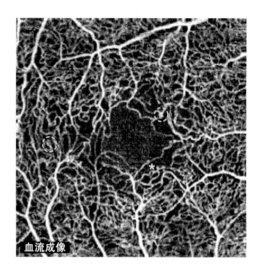

图 15.9:使用 RTVue XR Avanti(Optovue, Inc, Fremont, CA)的 OCTA 软件获得图像。非增殖期糖尿病视网膜病变(NPDR)的 3mm×3mm 大小 Angio OCT® 图可见增大的中心凹无血管区(FAZ),少量微动脉瘤(黄色圆圈标注)和毛细血管无灌注区(黄色∗标注)

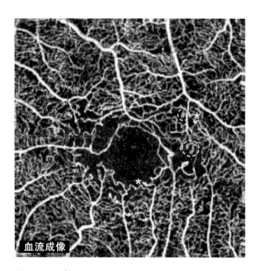

图 15.10:使用 RTVue XR Avanti(Optovue, Inc, Fremont, CA)的 OCTA 软件获得图像。3mm×3mm 大小的非增殖期糖尿病视网膜病(NPDR)Angio OCT® 图显示增大的中心凹无血管区(FAZ),周边微动脉瘤(黄色圆圈标注)和血管扩张(黄色∗标注)

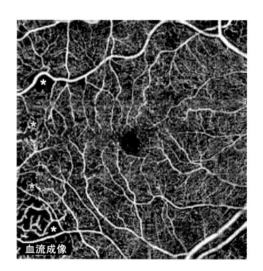

图 15.11:使用 RTVue XR Avanti(Optovue, Inc, Fremont, CA)的 OCTA 软件获得图像。6mm×6mm 大小的非增殖期糖尿病视网膜病(NPDR)Angio OCT® 图显示大范围毛细血管无灌注区尤其是颞下方(白色∗标注)和血管扩张(黄色∗标注)

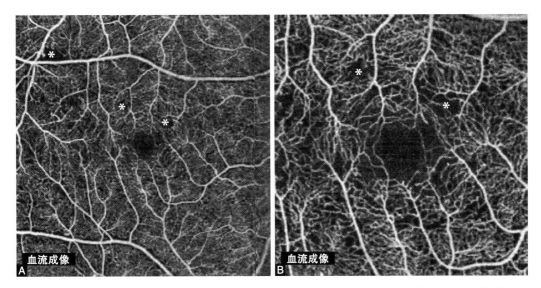

图 15.12A 和 B：使用 RTVue XR Avanti(Optovue,Inc,Fremont,CA)的 OCTA 软件获得的非增殖期糖尿病视网膜病变图(NPDR)。(A)6mm×6mm 大小的 Angio OCT® 图显示多区域的毛细血管无灌注区(白色∗标注)。(B)3mm×3mm 大小的 Angio OCT® 图可获得更详细的毛细血管无灌注区(白色∗标注)和微动脉瘤的信息

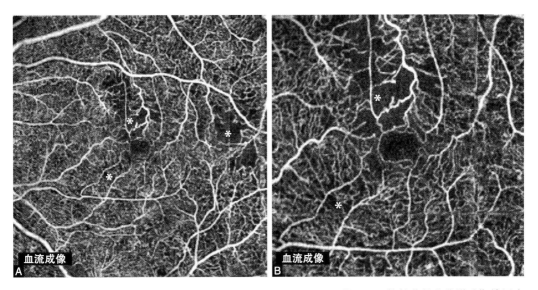

图 15.13A 和 B：使用 RTVue XR Avanti(Optovue,Inc,Fremont,CA)的 OCTA 软件获得的非增殖期糖尿病视网膜病变图(NPDR)。(A)6mm×6mm 大小的 Angio OCT® 图显示了大范围的毛细血管无灌注区(白色∗标注),其中一个与中心凹无血管区(FAZ)相延续。(B)3mm×3mm 大小的血 OCT 流成像图更详细地显示了大范围的毛细血管无灌注区(白色∗标注)和扩张的血管

第二节　缺血性糖尿病黄斑病变

糖尿病视网膜病变的每个阶段(从正常眼到 PDR),中心凹无血管区(FAZ)和旁中心凹毛细血管间区域呈进行性扩大。OCTA 可以极大地提高对于这些区域的精确描述。图 15.14,OCTA 断层图像中正常无糖尿病眼的 FAZ 用黄线界定,其大小为

0.16mm²;而旁中心凹毛细血管区域,其为至少 0.15mm² 大小的无灌注区,与 FAZ 相绵延,被用白线界定,大小为 0.35mm²。图 15.15 显示糖尿病无视网膜病变患者的 Angio OCT® 图,图中 FAZ 区域(黄色)大小为 0.394mm² 和旁中心凹毛细血管区域(白色)大小为 0.881mm²。图 15.16 显示非增殖期糖尿病视网膜病变(NPDR)患者 Angio OCT® 图,旁边为 FA。在 FA 上精确划分 FAZ 或旁中心凹毛细血管区的边界是不太可能的,然而,在 Angio OCT® 图中,

FAZ 区域(黄色)和旁中心凹毛细血管区域(白色)是边界清晰的,大小分别为 0.314mm² 和 1.125mm²。图 15.17 为增殖期糖尿病视网膜病变(PDR)患者

Angio OCT® 图,其 FAZ 区 域(黄 色)大 小 为 0.548mm² 和旁中心凹毛细血管间区域(白色)大小为 1.899mm²。

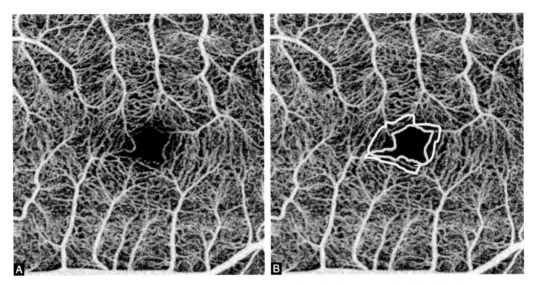

图 15.14A 和 B:采用工作波长 1050nm 扫频光源光学相干断层扫描实验原型机获得的图像(Department of Electrical Engineering and Computer Science, Massachusetts Institute of Technology, Cambridge, MA)。(A)非糖尿病眼的 3mm×3mm 大小 Angio OCT® 图。(B)中心凹无血管区以黄线为边界,面积 0.16mm²,旁中心毛细血管间区域以白线为界面积 0.35mm²

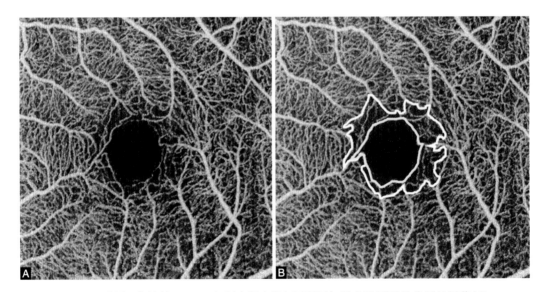

图 15.15A 和 B:采用工作波长 1050nm 扫频光源光学相干断层扫描实验原型机获得的图像(Department of Electrical Engineering and Computer Science, Massachusetts Institute of Technology, Cambridge, MA)。(A)无临床视网膜病变的糖尿病眼的 3mm×3mm 大小 Angio OCT® 图。中心凹无血管区(FAZ)和旁中心毛细血管间区域增大。(B)FAZ 以黄线为界,面积 0.394mm²,旁中心毛细血管间区域以白线为界面积 0.881mm²

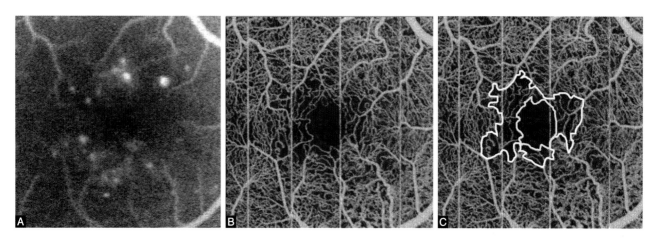

图 15. 16A-C:采用工作波长 1050nm 扫频光源光学相干断层扫描实验原型机获得的图像(Department of Electrical Engineering and Computer Science,Massachusetts Institute of Technology,Cambridge,MA)。(A)3mm×3mm 大小的非增殖期糖尿病视网膜病变的 FA 图。无法准确描绘中心凹无血管区(FAZ)和旁中心毛细血管间区域。(B)同一眼的 3mm×3mm 大小的 Angio OCT®图。FAZ 和旁中心毛细血管间区域扩大。(C)FAZ 以黄线为界,面积 0.314mm²,旁中心毛细血管间区域以白线为界面积 1.125mm²

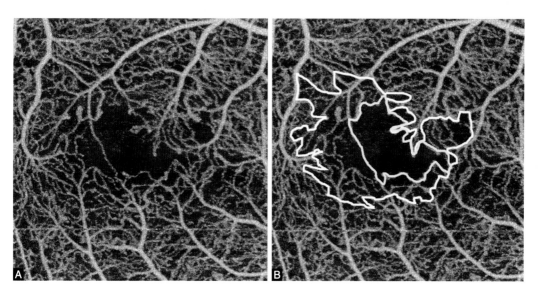

图 15. 17A 和 B:采用工作波长 1050nm 扫频光源光学相干断层扫描实验原型机获得的图像(Department of Electrical Engineering and Computer Science, Massachusetts Institute of Technology, Cambridge, MA)。(A)3mm×3mm 大小的增殖期糖尿病视网膜病变的 OCTA 图。中心凹无血管区(FAZ)和旁中心毛细血管间区域显著增大。(B)FAZ 以黄线为界,面积 0.548mm²,旁中心毛细血管间区域以白线为界面积 1.899mm²

第三节　增殖期糖尿病视网膜病变

PDR 患者与糖尿病视网膜病变早期患者有许多相同的微血管改变,但是却更加严重。PDR 患者可以有大片毛细血管无灌注区或者视网膜内微血管异常(IRMA)(图 15.18 和 15.19)。

OCTA 也可以分辨 NVE 和 NVD 区域。新生血管作为一种非常态的血管长入玻璃体或前部视网膜也可以被观察到。然而,有时使用断层 OCTA 图像很难区分新生血管和视网膜内在血管(图 15.20)。在这些情况下,相应的 OCT 横向扫描可以提供立体层面,与黄斑立体扫描图像相似,可以发现可疑新生血管区。之后这些区域可以通过 Angio OCT®确定是否有新生血管存在。另外,NVE 和 NVD 通过分割线辨认其存在于特定的视网膜层次。如果将分层调整成包含 RNFL 和 NVE 顶部之间的微血管信息,那么所产生的血流图

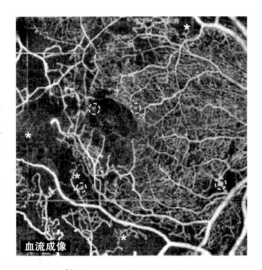

图 15. 18:使用 RTVue XR Avanti(Optovue, Inc, Fremont, CA)的 OCTA 软件获得图像。6mm×6mm 的增殖期糖尿病视网膜病变(PDR)的 Angio OCT®图显示了大范围的毛细血管无灌注区(白色∗标注),增大的中心凹无血管区(FAZ),扩张的血管(黄色∗标注)以及微动脉瘤(黄色圆圈标注)

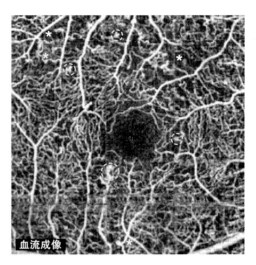

图 15. 19:使用 RTVue XR Avanti(Optovue, Inc, Fremont, CA)的 OCTA 软件获得图像。3mm×3mm 大小的增殖期糖尿病视网膜病变(PDR)的 Angio OCT®图可见毛细血管无灌注区(白色∗标注),扩张的血管(黄色∗标注)和累及黄斑的微动脉瘤(黄色圆圈标注)

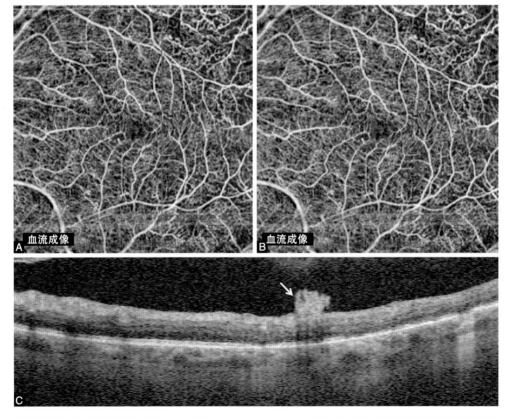

图 15. 20A-C:使用 RTVue XR Avanti(Optovue, Inc, Fremont, CA)的 OCTA 软件获得的增殖期糖尿病视网膜病变图(PDR)。6mm×6mm 大小的视网膜内层 Angio OCT®图的绿线所显示的截面与图 C 中 OCT 横向扫描图相一致,红线代表了新生血管的位置(NVE)。(B)与 A 图相同的图像但是没有分界线妨碍 NVE 的观察。很难区分 NVE 和周边血管系统。(C)OCT 横向扫描图就是 A 中绿线的截面。可见 NVE(白色箭头处)长入玻璃体中

像中异常血管更容易辨认(图 15.21)。相同的方法也可应用于 NVD 病例。图 15.22 可以观察到迁曲的异常血管与视神经重叠,这在没有 NVD 的病例中无法观察到。

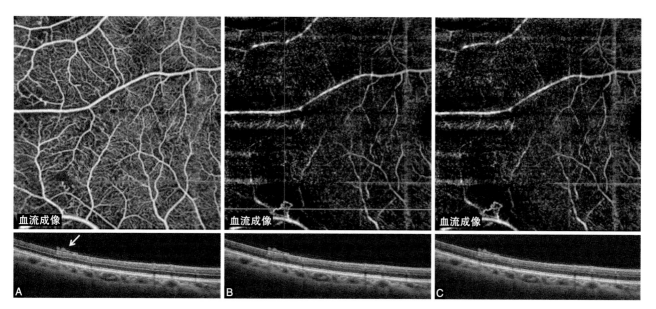

图 15.21A-C:使用 RTVue XR Avanti(Optovue,Inc,Fremont,CA)的 OCTA 软件获得的增殖期糖尿病视网膜病变图(PDR)。(A)视网膜内层 6mm×6mm 大小的 Angio OCT® 图和对应的 OCT 横向扫描图。很难在 Angio OCT® 图中发现某处的新生血管(NVE)。OCT 横向扫描图中可见异常组织长入玻璃体(白色箭头处)。(B)3mm×3mm 大小的 Angio OCT® 分层图显示了位于红线和绿线之间的截面以及其对应的 OCT 横向扫描图。Angio OCT® 图中的水平绿线与 OCT 横向扫描的位置一致。在水平绿线和垂直红线的截面图中能很容易看到 NVE。(C)B 图在无分隔线时所显示的 NVE 的 Angio OCT® 图

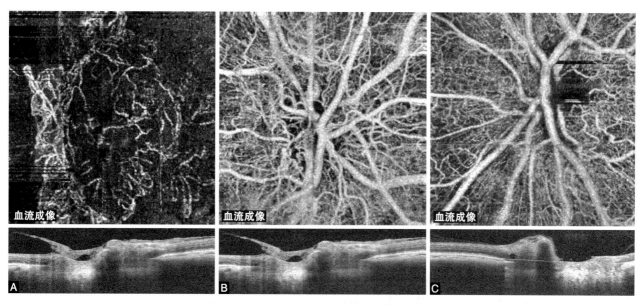

图 15.22A-C:使用 RTVue XR Avanti(Optovue,Inc,Fremont,CA)的 OCTA 软件获得的双眼增殖期糖尿病视网膜病变图(PDR)。(A)病人右眼的 3mm×3mm 大小的 Angio OCT® 分层图显示内界膜上方血管以及其所对应的 OCT 横向扫描图。视盘新生血管(NVD)清晰可见。(B)同样的 3mm×3mm 大小的 Angio OCT® 分层图显示内界膜(ILM)和 Bruch's 膜之间的血管。起源于视盘的扭曲新生血管仍可见。(C)与图 B 位置相同的病人左眼的 3mm×3mm 大小的 Angio OCT® 分层图。这只眼未见 NVD。仍可见其他类似静脉扩张和毛细血管无灌注区等糖尿病视网膜病的标记

第四节　总　　结

　　OCTA 在诊断糖尿病视网膜病变中最大的不足为有限的测量范围,因为许多临床上重要的改变发生在视网膜周边区域。随着测量范围的增加,断层 OCT 的分辨率相应地降低。各种策略被用于增大 OCTA 的测量范围。策略之一为拼接多个小视野范围的 OCTA 图像,从而获得更大的测量范围。一些带有运动追踪功能的 OCT 设备可以通过自动化方式达到这一目的。另外,将来的 OCT 技术可能获得更快的 A 型扫描速度。这可以扩大测量范围,然而,为了维持断层 OCT 图像的分辨率,此区域 A 型扫描的量将成比例地增加,为其尺寸的平方。因此,有效地增加图像速度是必要的。

　　总之,OCTA 在评估糖尿病视网膜病变方面不失为一种有效的方式。它可以详尽地显示视网膜血管的改变,助于辨认扩大的 FAZ 和旁中心凹毛细血管区域,微血管的微小改变,如微动脉瘤、毛细血管无灌注区以及新生血管。

(包芳军　译)

16

第十六章 糖尿病视网膜病变的 Angio OCT®

André Romano,Rubens Belfort Jr

第一节 前 言

高血糖的眼部并发症最常见于角膜和视网膜。视网膜并发症是糖尿病患者中视力损害的主要原因,糖尿病视网膜病变是 50 岁以上人群的最常见致盲原因。同样,糖尿病的脉络膜有类似于糖尿病视网膜的血管相关性改变。因此,视网膜和脉络膜毛细血管的系统性评估是必要的。

荧光素血管造影(FA)作为一种观察视网膜和脉络膜血管的方法在 60 年代兴起,迅速成为多种视网膜血管病变确诊和分类的金标准检查。该方法基于在血管内注射荧光素染料来评估视网膜毛细血管网。

糖尿病视网膜病变患者的 FA 检查中,渗漏、毛细血管无灌注、血管结构异常以及视盘新生血管(NVD)和其他视网膜新生血管(NVE)是最常见的特征。然而,它是耗时的、侵入性的检查,虽认为是无害的,但是染料造成的风险包括恶心、过敏反应等,甚至包括罕见的全身性过敏反应致死的病例。

第二节 Angio OCT® 技术

光学相干断层扫描血流成像技术(OCTA)是一项新的非侵入性的成像技术,采用移动对比成像,通过比较在相同横断面获得的连续光学相干断层扫描 B 扫描的去相干来获得血流成像图。

RTVue XR Avanti 频域光学相干断层扫描(Op-

tovue,Inc,Fremont,CA)的 AngioVue 软件采用分频幅去相关血流成像(SSADA)算法。它能在约 3 秒钟内通过每秒 70 000 次 A 扫描得到 304×304 的立体扫描。

在自动化软件的 2mm×2mm,3mm×3mm,6mm×6mm,8mm×8mm Angio OCT® 图的不同选项可以观察到视网膜浅层和深层血管丛、外层视网膜、脉络膜毛细血管的自动分层图像。

糖尿病视网膜病变中的 OCTA

糖尿病视网膜病变是微血管病变,其特征为:血管通透性增加、微血管渗漏以及疾病早期毛细血管消失。高血糖、线粒体和细胞外的活性氧(ROS)对内皮细胞(ECs)、周细胞、神经元是有毒性的,会导致它们在 DR 早期死亡。Angio OCT® 可以帮助我们去了解这个疾病过程中的病理生理学改变。

第三节 增殖前期糖尿病视网膜病变

增殖前期糖尿病视网膜病变患者在 Angio OCT® 图中最早观察到的改变是中心凹无血管区(FAZ)边缘的血管重塑,之后是血管扭曲、毛细血管管腔狭窄及其末端扩张。这些改变在浅层视网膜毛细血管丛水平能很好地观察到(图 16.1A 到 E)。

由于毛细血管的大小和形态的特点,深层毛细血管丛的改变较难观察,但随着疾病的进展,这些改变也可以被观察到。

133

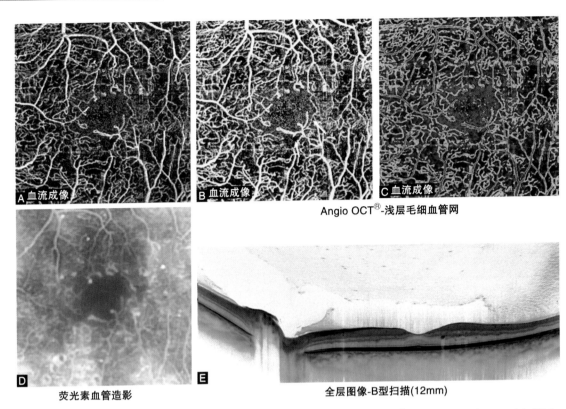

图 16.1A-E: 非增殖期糖尿病视网膜病变:浅层血管丛(A 至 C)的 Angio OCT®(OCTA)显示中心凹无血管区(FAZ)边缘的血管重塑,血管扭曲、毛细血管管腔狭窄及其末端扩张。(D)相同情况下这些改变不能在 FA 中观察到。(E)B 型扫描显示在中心凹颞侧内层中离散的囊性改变

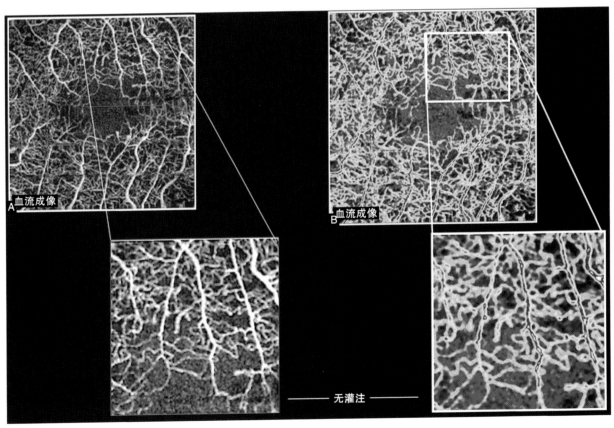

图 16.2A 和 B: 更小尺寸的 OCTA 自动软件中展现了低灌注 Angio OCT®(A-B)。改良的二维算法在同一次扫描内显示浅层和深浅层毛细血管以及低灌注区(B)

病变的机制为高血糖及白细胞氧化爆发引起的内皮细胞的死亡以及随后在周细胞退化前出现的血管通透性的增加。OCT-A 有一个缺点,就是不能显示血管通透性改变,而 FA 则可显示来自异常视网膜毛细血管的染料渗漏。

另一方面,当使用 3mm×3mm Angio OCT® 时低灌注是常见的(图 16.2A 和 B)。小范围的血流成像图比 6mm×6mm 或者 8mm×8mm 能更好地描述血管的细节(图 16.3A-C)。

较小的血流成像图也能观察微动脉瘤,但并不是在表浅和深层毛细血管网能观察到所有的微动脉瘤,最有可能的原因是 OCTA 受可探测的最慢血流原理所限制(图 16.4A-E)。

液体和蛋白质的通透性增加可导致糖尿病黄斑

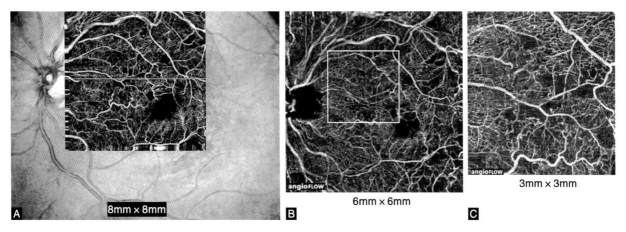

图 16.3A-C:一名非增殖期糖尿病视网膜病变患者左眼的颞上方拱环的不同尺寸的 Angio OCT® 图(3mm×3mm,6mm×6mm 和 8mm×8mm)(A-C)。3mm×3mm 的扫描更好地显示血管的细节以及无灌注区(C)

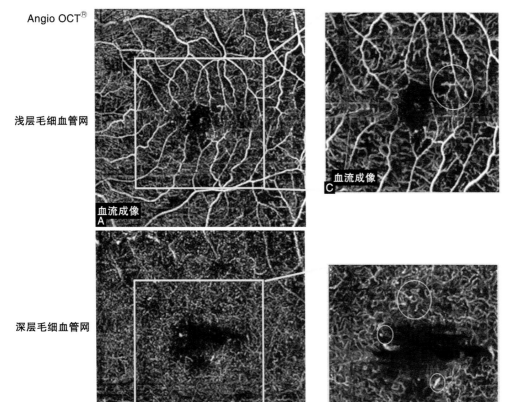

图 16.4A-E:运用更小的血流成像图也能很好的描述微小动脉瘤,但是并不是所有在浅层和深层毛细血管网的微动脉瘤都被观察到,最有可能的原因是 OCTA 受可探测的最慢血流原理所限制(A-D)。(E)横断面扫描

水肿（DME）。糖尿病黄斑水肿在非增殖性和增殖性 DR 中是视功能损伤的常见原因。这些变化在浅层和深层血管的囊肿存在下形成血管环。*En face* OCT 是描述 DME 的囊样改变的最好技术，内丛状层是观察细节的最好位置（图 16.5A-H）。

视网膜毛细血管内皮细胞增生最初引起视网膜内微血管异常（IRMA），在缺少良好活性的毛细血管区域内形成小的异常血管。

一名严重非增殖期糖尿病视网膜病变患者，Angio OCT® 显示其拱环的颞上方 IRMA 伴随毛细血管密度的降低以及邻近的无灌注。此外，在这个阶段还能观察到浅层和深层血管丛之间的毛细血管分流（图 16.6A 和 B）。

更大视野的图像能更好地发现周边微血管改变，毛细血管密度的降低以及毛细血管无灌注区（图 16.7A-C）。

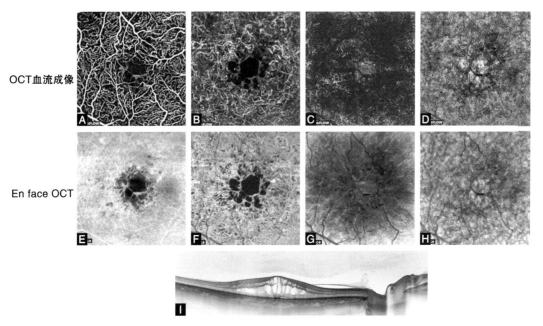

图 16.5A-H：糖尿病黄斑水肿患者。OCT-A 描述浅层和深层血管丛的血循环和囊肿（A 和 B）。*En face* OCT 是描述 DME 的囊样改变的最好技术，内丛状层是观察细节的最好位置（F）。（I）横断面扫描

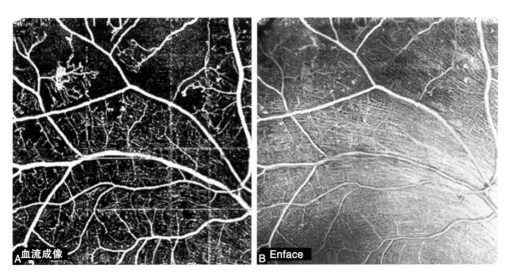

图 16.6A 和 B：一名严重非增殖期糖尿病视网膜病变患者，Angio OCT® 显示其颞上拱环的 IRMA 伴随毛细血管密度的降低以及邻近的无灌注。在这个阶段还能观察到浅层和深层血管丛之间的毛细血管分流

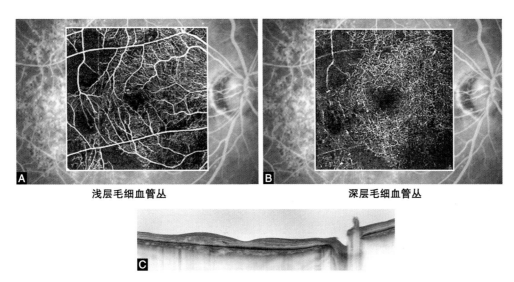

图 16.7：更大视野的图像（8mm×8mm）能更好地发现周边浅层和深层毛细血管丛的微血管改变，毛细血管密度的降低以及毛细血管无灌注区。（C）横断面扫描

第四节　增殖性糖尿病视网膜病变

内皮细胞的增殖以及从静脉、小静脉、慢性缺血区的迁移，会导致视网膜前新生血管的形成，这是增殖性视网膜病变的特征。

当在视网膜或视盘上出现新生血管时，糖尿病视网膜病变已经进展到增殖性阶段。与非增殖性视网膜病变的异常相比，增殖性视网膜病变不再局限于视网膜内。异常新生血管以及结缔组织突破视网膜或者视神经而发展到玻璃体后表面（玻璃体后皮质）或者增殖入玻璃体内。

调整 *en face* Angio OCT® 的平面朝向玻璃体可以让操作者能精确地评估血管网的范围和形态，避免了染料渗漏的干扰。更大视野的血流成像图，例如8mm×8mm，可帮助定位沿着颞侧拱环分布的视网膜新生血管（NVE）（图 16.8A-E）。

OCTA 在糖尿病视网膜病变的应用中具有巨大的潜力，因为它是非侵入性的，能提供准确的范围和定位信息，能显示浅层和深层血管丛，最重要的是能进行立体扫描，从而获得特定深度的截面图，例如玻璃体视网膜交界面用于评估新生血管。

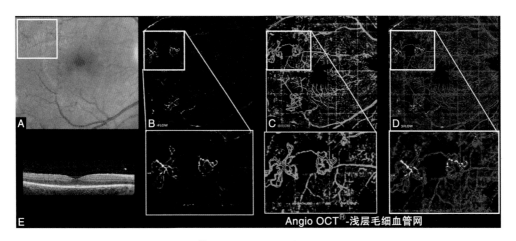

图 16.8A-E：调整 *En face* Angio OCT® 的平面朝向玻璃体可以让操作者能精确地评估血管网的范围和形态，免受染料渗漏的干扰。更大视野的血流成像图，例如 8mm×8mm，可帮助定位沿着颞侧拱环分布的视网膜新生血管（NVE）（B-D）

（俞阿勇　译）

参考文献

1. Novotny HR, Alvis DL. A method of photographing fluorescence in circulating blood in the human retina. Circulation. 1961;24:82–6.

2. Jia Y, Tan O, Tokayer J, Potsaid B, Wang Y, Liu JJ, Kraus MF, Subhash H, Fujimoto JG, Hornegger J, Huang D. Split-spectrum amplitude-decorrelation angiography with optical coherence tomography. Opt Express. 2012 Feb 13;20(4):4710-25. doi: 10.1364/OE.20.004710.

3. Tolentino MJ, Husain D, Theodosiadis P, et al. Angiography of fluid restricted anti-vascular endothelial growth factor antibody and dextrans in experimental choroidal neovascularization. Arch Ophthalmol. 2000;118:78–84.

4. Lutty GA, McLeod DS. A new technique for visualization of the human retinal vasculature. Arch Ophthalmol. 1992;110:267-76.

17

第十七章 中心凹无血管区的 Angio OCT® 检查

Luca Di Antonio, Leonardo Mastropasqua

前　言

从 Novotny 和 Alvis 进行第一次荧光素血管造影已经过去 50 年了。这是一种简单、但有创的成像方法,通过静脉注入荧光剂从而对视网膜的血管进行荧光成像。

这项革新技术在临床上多年来一直是许多视网膜血管疾病中对视网膜血管网进行成像及评估中心凹无血管区的金标准。

中心凹无血管区是被视网膜毛细血管床围绕的不含血管的区域。与解剖一致,在中心凹无血管区直径 $500\sim600\mu m$ 的范围内不存在血管网。中心凹无灌注区的大小反映了中心凹区域毛细血管微循环的状况,且与一些视网膜血管疾病的毛细血管无灌注(消退)程度的严重性密切相关。

活体中心凹无血管区的定量测定为发现和监测血管性疾病例如糖尿病视网膜病变、视网膜静脉阻塞及黄斑毛细血管扩张症等血管疾病提供了可能。之前的研究通过荧光素血管造影发现对照眼患者的中心凹无血管区面积(中位值为 $0.405mm^2$)明显小于背景期糖尿病视网膜病变眼(中位值为 $0.737mm^2$)和增殖性糖尿病视网膜病变眼(中值为 $0.866mm^2$)。

Angio OCT® 是一种新的视网膜血管成像技术,它可以提供清晰连续的中心凹无血管区旁的微血管网成像(图 17.1)。

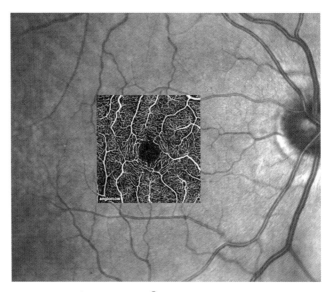

图 17.1:利用 Angio OCT® 对一位 42 岁男性的中心凹无血管区进行红外成像叠加扫描(范围 3mm×3mm),显示为被视网膜毛细血管床包绕的无血管区

Angio OCT® 可以分别反映两种血管丛(表浅和深层),可以发现一些普通荧光素血管造影不能发现的结构(图 17.2)。

Angio OCT® 在正常人(图 17.3)和患者(图 17.4)的中心凹无血管区的评估中非常有用。

损害视力的视网膜血管性疾病如糖尿病视网膜病变、视网膜静脉阻塞及黄斑毛细血管扩张症等病变可以改变中心凹无血管区的尺寸从而影响视网膜微循环(图 17.5～图 17.8)。毛细血管消退与中心凹无血管区的扩大有着密切联系(图 17.7)。

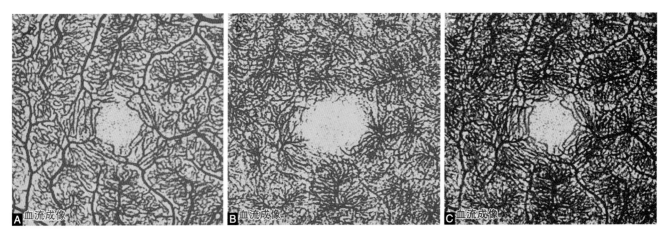

图 17. 2A-C: 一位年轻健康人颜色编码的浅层血管丛(A)及深层血管丛(B)的彩色照片。将浅层血管丛标记为红色,深层血管丛标记为蓝色的彩图(C)

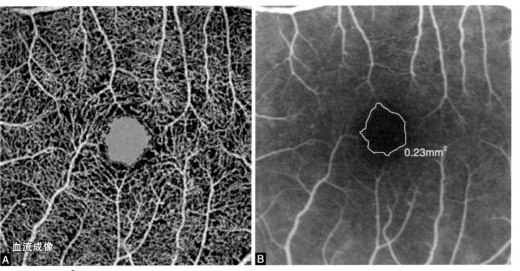

无血流区(mm²): 0.228

图 17. 3A 和 B: 一位健康人中心凹无血管区成像,A 利用 Angio OCT®,B 用普通荧光素血管造影成像术。图中所标记的区域是用两种成像技术显示的同一块区域

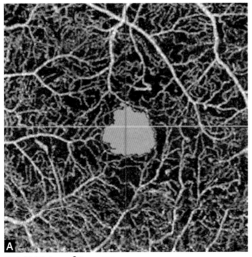

无血流区(mm²):0.275

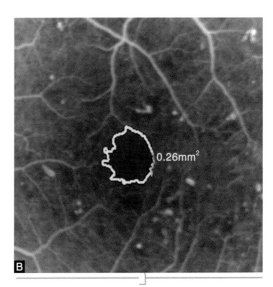

图 17. 4A-B: 图 A 利用 Angio OCT® 对一位非增殖性糖尿病视网膜病变患者的左眼中心凹无血管区进行成像,其面积用表层血流丛内的无血流区进行计算。图 B 为同一患者利用荧光素血管造影进行成像并计算出中心凹无血管区面积

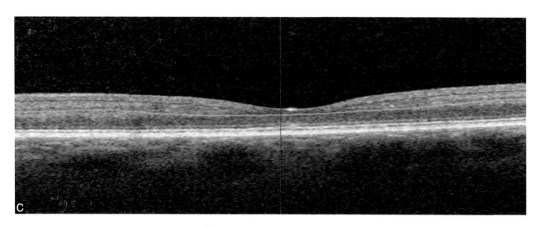

图 17.4C：图 C 为 Angio OCT® 对患者进行纵向扫描并标记出浅层血管丛的参考平面

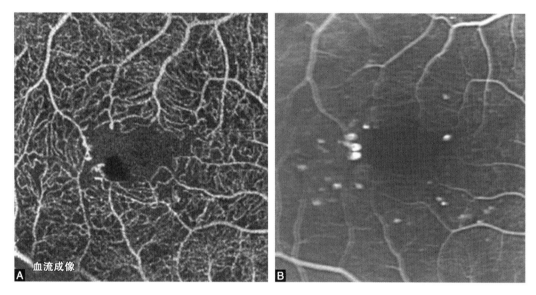

图 17.5A 和 B：一位 79 岁的重度非增殖性糖尿病视网膜病变患者分别用 Angio OCT®（A）和荧光素血管造影（B）进行成像，显示典型特征：微血管瘤，毛细血管消退和中心凹无血管区扩大

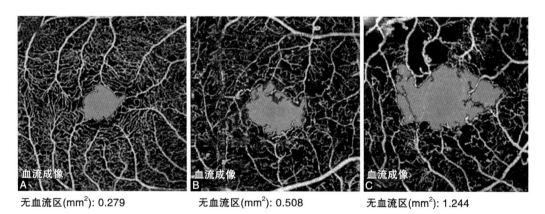

无血流区(mm²): 0.279　　无血流区(mm²): 0.508　　无血流区(mm²): 1.244

图 17.6A-C：用 Angio OCT® 对中心凹无血管区进行成像。A 为轻度糖尿病视网膜病变患者。B 为重度非增殖性糖尿病视网膜病变患者。C 为增殖性糖尿病视网膜病变患者

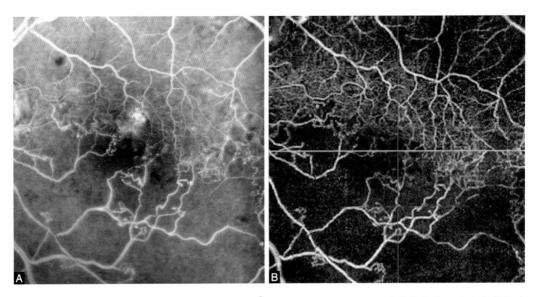

图 17.7A 和 B：荧光素血管造影（A）和 Angio OCT®（B）对一位 61 岁的视网膜分支静脉阻塞患者进行成像，展示由毛细血管消退、微血管瘤和新生血管等导致的视网膜无灌注区和灌注区

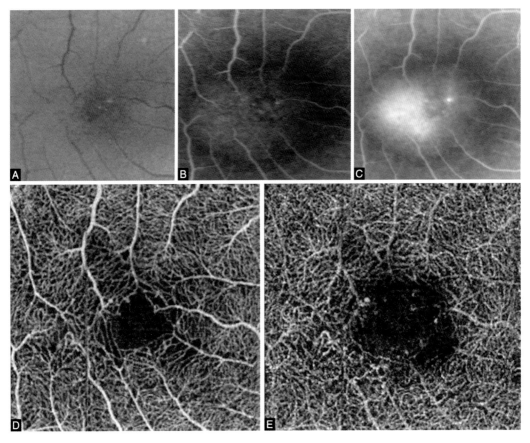

图 17.8A-E：一位 60 岁中度非增殖性 2 型黄斑毛细血管扩张症的女性。（A）微血管异常和结晶沉积。（B）荧光素血管造影早期显示中心凹颞侧高荧光。（C）荧光素血管造影晚期荧光增强及渗漏。Angio OCT®证实中心凹无血管区扩大和扩张性微血管异常例如表层血管层的视网膜微血管瘤和直角走行的血管，（D）以及深层血管的旁中心凹微血管异常和吻合（E）

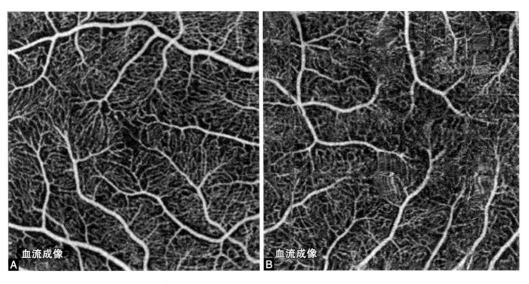

图 17.9A 和 B：通过 Angio OCT® 发现健康年轻人（A）及白化病儿童（B）的中心凹无血管区的缺失。注意原本不存在毛细血管的中心凹中央出现的视网膜毛细血管

Angio OCT® 可以检测到正常人或者白化病患者中心凹无血管区的缺失（图 17.9）。

下面的这些病例都有着典型的中心凹发育不全的特征。在通常不存在毛细血管的中心凹中央区域可以看见毛细血管走行。这种异常的毛细血管图形标示了个体间毛细血管解剖上的差异。我们还可以通过这种方法观察不同正常人中心凹无血管区形状和大小上的差异。（图 17.10）

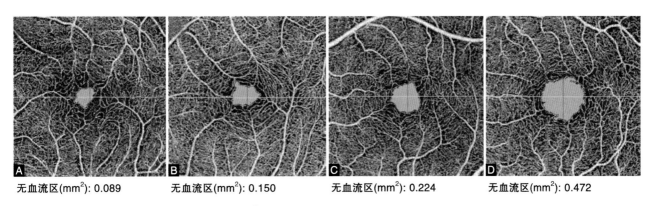

无血流区(mm²): 0.089　无血流区(mm²): 0.150　无血流区(mm²): 0.224　无血流区(mm²): 0.472

图 17.10A-D：通过 Angio OCT® 显示不同正常年轻人中心凹无血管区形状和大小上的差异

综上，Angio OCT® 为正常人及患者提供了视网膜毛细血管网和中心凹无血管区的无创性成像，与有创性的血管成像技术相比，即使不能说更具优势，但也不相伯仲。

（胡亮　译）

参考文献

1. Novotny HR, Alvis DL. A method of photographing fluorescence in circulating blood in the human retina. Circulation. 1961;24:82-6.

2. Laatikainen L. The fluorescein angiography revolution: a breakthrough with sustained impact. Acta Ophthalmol Scand. 2004;82:381-92.

3. Bresnick GH, Condit R, Syrjala S, et al. Abnormalities of the foveal avascular zone in diabetic retinopathy. Arch Ophthalmol. 1984;102:1286-93.

4. Zheng Y, Gandhi JS, Stangos AN. Automated segmentation of foveal avascular zone in fundus fluorescein angiography. Invest Ophthalmol Vis Sci. 2010;51:3653-9.

5. Mansour AM, Schachat A, Bodiford G, et al. Foveal avascular zone in diabetes mellitus. Retina. 1993;13:125-8.

6. Jia Y, Tan O, Tokayer J, et al. Split-spectrum amplitude decorrelation angiography with optical coherence tomography. Opt Express. 2012;20:4710-25.

7. Lumbroso B, Huang D, Jia Y, et al. Clinical Guide to Angio-OCT "Non Invasive Dyeless OCT Angiography. Jaypee Brothers Medical Publisher (P) Ltd. New Delhi, India, 2015.

8. Mastropasqua R, Di Antonio L, Di Staso S, et al. Optical coherence

tomography angiography in retinal vascular diseases and choroidal neovascularization. J Ophthalmology. 2015;IN PRESS.

9. Sander B, Larsen M, Engler C, et al. Absence of foveal avascular zone demonstrated by laser scanning fluorescein angiography. Acta Ophthalmol (Copenh). 1994;72:550-2.

10. Mohammad S, Gottlob I, Kumar a, et al. The functional significance of foveal abnormalities in albinism measured using spectral-domain optical coherence tomography. Ophthalmology. 2011;118:1645-52.

第十八章 高度近视的 Angio OCT® 检查

Luca Di Antonio, Leonardo Mastropasqua

近视是一种受环境和遗传因素影响的复杂疾病。

近视发病率在欧洲、非洲和太平洋岛屿国家人群中较低,在亚洲人群中高达80%,其原因被归结于青少年户外活动时间减少。

高度近视(HM)是不可逆视力损害主要原因之一。

或许高度近视引起的视力损害可以较易通过干预手段进行治疗,但是尚无控制高度近视进展的方法。

根据定义,高度近视也被称为退行性近视或病理性近视。是指患者眼轴>26mm,屈光不正至少>-6.0D。

通过成像技术应用,对病理性近视解剖学基础的认识已经有了大幅提高,例如荧光素血管造影(FA)、吲哚菁绿血管造影(ICGA)、OCT及最近介绍的 Angio OCT®技术(OCT-A)。

近视性黄斑变性进展的原因至今未明,可能是单纯的眼轴过度伸长使视网膜和脉络膜变薄,同时巩膜也变得更加脆弱。

病理性近视伴随着病理性改变,包括:豹纹状眼底(图18.1),视乳头颞侧萎缩弧(图18.2),圆顶状黄斑(图18.3),地图状萎缩(图18.4),漆裂纹(图18.5),黄斑出血(图18.5和图18.6),及近视性脉络膜新生血管(mCNV)(图18.7)。近视性脉络膜新生血管是引起50岁以下患者视力

损害及10%病理性近视患者疾病进展的主要原因。

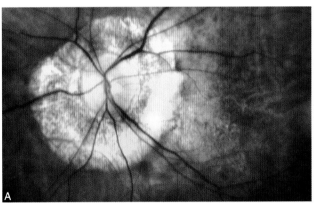
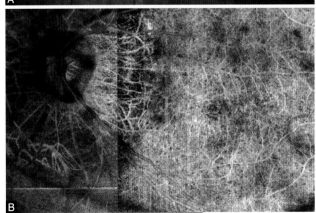

图18.1A和B:一位患有病理性近视的48岁中年女性眼底彩照(A)和 Angio OCT®图(B)显示典型的豹纹状眼底和视乳头旁萎缩

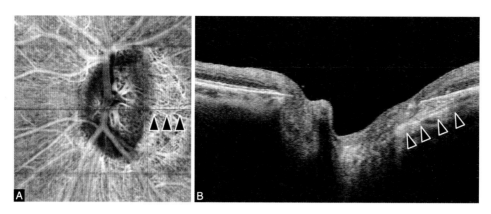

图 18.2A 和 B:一位患有高度近视的 55 岁中年女性(A)Angio OCT®图和(B)纵向 B 型扫描显示变薄的视网膜区域出现视乳头颞侧新月形萎缩伴增强的脉络膜血管(箭头处)

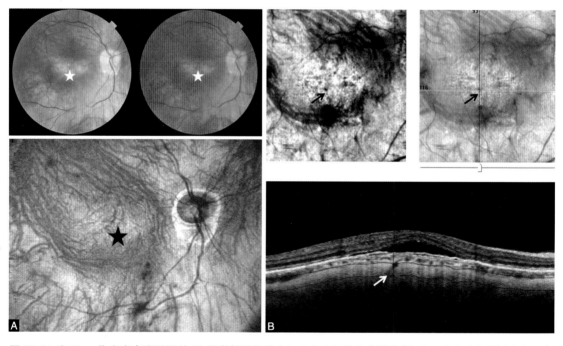

图 18.3A 和 B:一位患有高度近视的 25 岁青年男性的(A,左上方)无赤光眼底照,(A,右上方)彩图和(A,底部)广角 En-face OCT 显示在后巩膜葡萄肿(隆起处)中突起的黄斑,即圆顶状黄斑(星号处)。(B,左上方)Angio OCT®、(B,右上方)en face OCT 和(B,底部)纵向 OCT 扫描显示特征性的后巩膜突出。注意后睫状动脉(箭头处)贯穿增厚的巩膜,以及在圆顶状黄斑顶部出现中心凹视网膜脱离

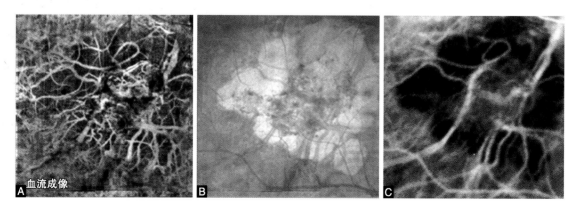

图 18.4A-C:一位患有病理性近视的 49 岁中年女性,其黄斑斑片状萎缩呈现为边界清楚且脉络膜血管被强化的病变,在(A)Angio OCT®、(B)en face OCT 和(C)吲哚菁绿血管造影中脉络膜毛细血管层缺损、光感受器变性及视网膜色素上皮层均清晰可见

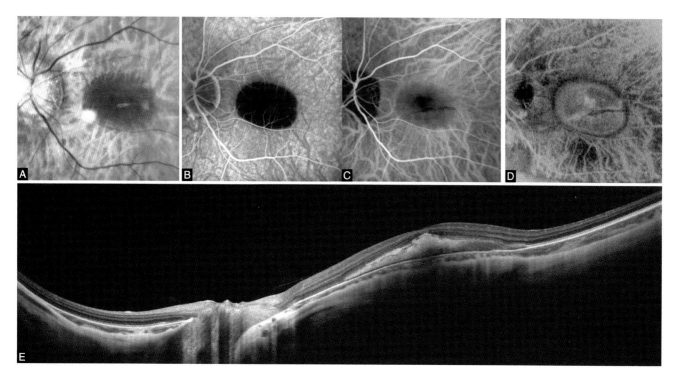

图 18.5A-E:一位患有病理性近视的 31 岁青年男性,(A)眼底彩照、(B 和 C)荧光素血管造影和吲哚菁绿血管造影晚期图像、(D) Angio OCT® 和(E)广角纵向 B 型扫描显示 Bruch 膜上方漆裂纹导致的黄斑出血

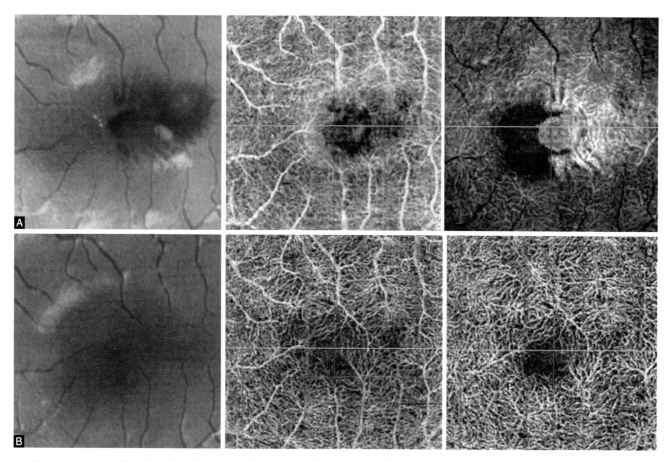

图 18.6A 和 B:一位 29 岁孕妇因为高度近视(-7.0D)曾行准分子激光角膜切削术(PRK),(A,左)眼底彩照可见新发的黄斑出血,(A,中)包括浅层和(A,右)深部血管丛。(B,左)一个月后眼底彩照示黄斑出血自然消散,(B,中)表浅和(B,右)深部血管丛恢复

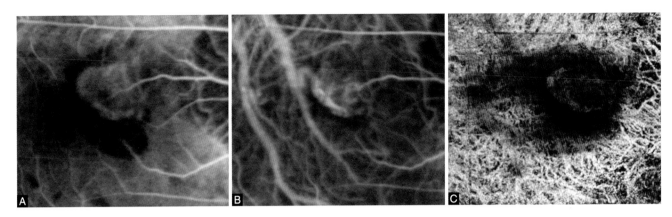

图 18.7A-C:(A)荧光素血管造影、(B)吲哚菁绿血管造影和(C)彩色的 Angio OCT® 显示近视性脉络膜新生血管被视网膜内出血包绕。新生血管在 Angio OCT® 图像上的清晰程度比在荧光素或吲哚菁绿成像图上高,后两者因为染料渗出而很快出现遮蔽

多年来,荧光素血管造影作为一种金标准,通过荧光染料注入静脉后观察近视性脉络膜新生血管晚期渗漏得以诊断,并评估抗血管内皮生长因子(anti-VEGF)药物的治疗效果。

OCT-A 是一种非侵入性工具,通过计算流经毛细血管的正常红细胞作为内在对照介质,从而获得视网膜血流和脉络膜微循环图像。

OCT-A 可增强近视性脉络膜新生血管显示,为不规则或似肾小球毛细血管状(图 18.7),CNV 周围有出血或细小囊样改变围绕(图 18.8A)。Angio OCT®

对于随访玻璃体腔内注射抗 VEGF 药物的患者显示局部新生血管网消退(图 18.8)和地图状萎缩扩大(图18.9)非常有用。

有时相应的地图状萎缩区域可以提示病理性近视巩膜的特殊改变即巩膜局部扩张(图 18.10)。

玻璃体牵拉与后巩膜葡萄肿进展联合(图18.11),导致玻璃体视网膜病变,例如近视性视网膜劈裂伴黄斑裂孔(图 18.12)及视乳头旁视网膜脱离(图 18.13)。同时,高度近视眼有较高的几率因为周边视网膜裂孔发生视网膜脱离(图 18.14)。

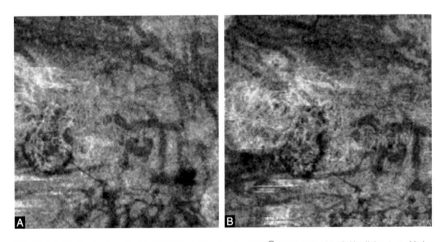

图 18.8A 和 B:(A)一位 34 岁青年女性,Angio OCT® 显示近视性脉络膜新生血管包有囊壁。(B)注意在玻璃体腔内注射抗 VEGF 药物 24 小时后部分新生血管出现消退

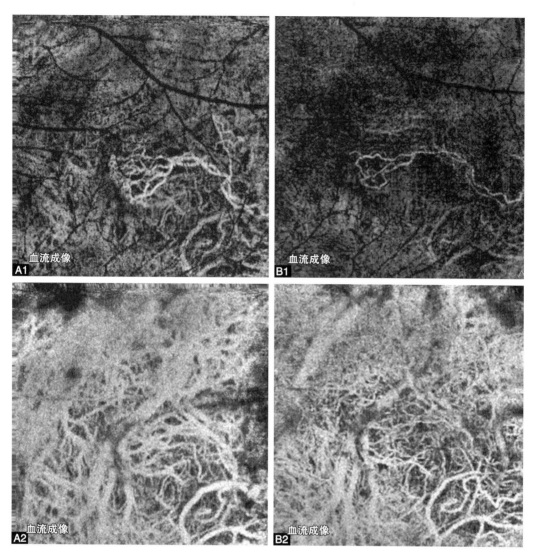

图 18.9A 和 B：一位 56 岁中年患者，Angio OCT® 以视网膜色素上皮层为参考面显示（A1）肾小球毛细血管状脉络膜新生血管的分支血管。（A2）Angio OCT® 以脉络膜为参考面显示可见的地图状萎缩。（B1）注射抗 VEGF 药物后新生血管出现消退。（B2）注意可能由抗 VEGF 药物引起的缺血效应造成地图状萎缩区域扩大和脉络膜血管缩窄

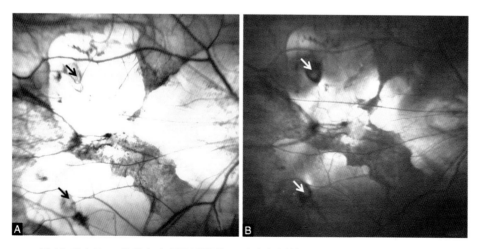

图 18.10A-B：一位患有病理性近视的 67 岁老年男性，（A）眼底彩照（B）红外成像

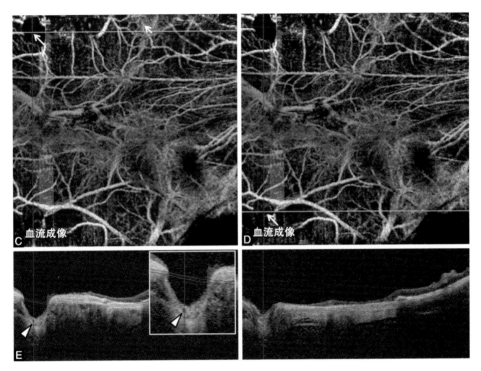

图 18. 10C-E：（C-D）Angio OCT® 和（E 和 F）纵向 B 型扫描显示巩膜局部扩张，表现为两个深暗边界清楚的椭圆形病灶（箭头处）被血管贯穿地图状萎缩包绕。注意血管（箭头处）贯穿巩膜底部的扩张处（E，放大的图像，箭头处）

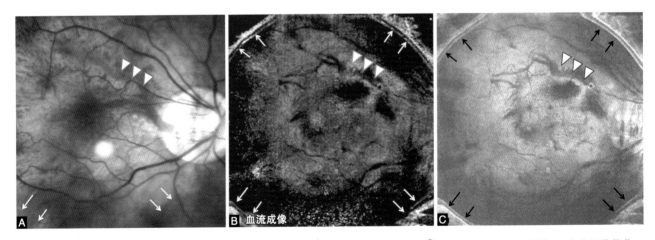

图 18. 11A-C：一位患有高度近视的 45 岁中年男性，（A）眼底彩照、（B）Angio OCT® 和（C）*en face* OCT 图像显示后巩膜葡萄肿（箭头处）和较大的脉络膜血管（箭头处）

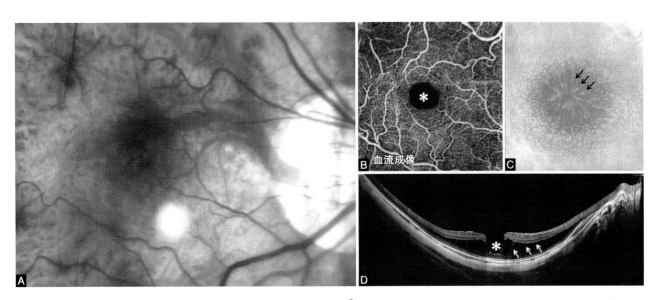

图 18.12A-D：一位 45 岁中年男性,(A)眼底彩照、(B)Angio OCT®、(C)*en face* OCT 和(D)纵向 B 型扫描显示近视性视网膜劈裂伴 muller 细胞轴突的放射状拉伸(箭头处)和黄斑板层裂孔(星号)

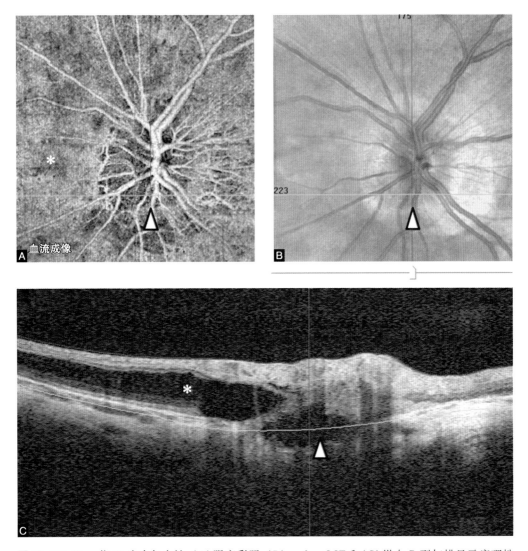

图 18.13A-C：一位 31 岁中年女性,(A)眼底彩照、(B)*en face* OCT 和(C)纵向 B 型扫描显示病理性近视视乳头旁的视网膜脱离伴视网膜劈裂(星号)和脉络膜内空泡(箭头处)

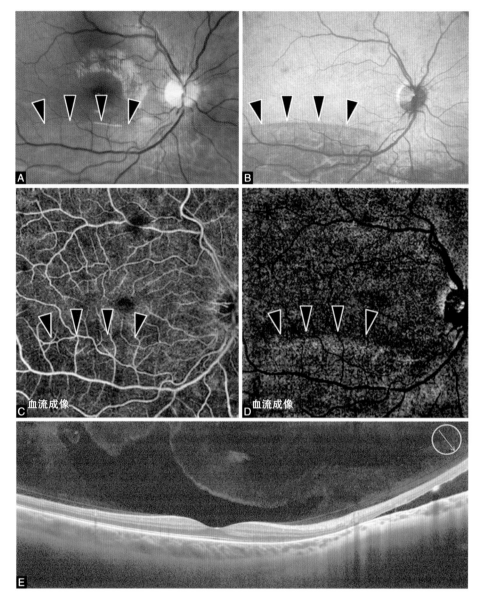

图 18.14A-E：一位 25 岁青年女性，显示因周边视网膜裂孔导致黄斑下方视网膜浅脱离。（A）眼底彩照，（B）广角 *en face* OCT，（C）Angio OCT® 与浅层血管丛相对应，以及（D）外层视网膜显示视网膜下液体界线包绕在中心凹周围（箭头处）。（E）广角增强纵向 B 型扫描显示黄斑前囊袋，玻璃体不完全后脱离伴玻璃体黄斑粘连及视网膜下液

　　总之，OCT-A 可非侵入性地提供病理性近视视网膜和脉络膜改变的眼底成像，如果成像效果不佳，再选择侵入性血管造影。

（徐格致　译）

参考文献

1. Rose KA, Morgan IG, Ip J, et al. Outdoor activity reduces the prevalence of myopia in children. Ophthalmology. 2008;115:1279-85.

2. Curtin B, Karlin D. Axial length measurements and fundus changes of the myopic eye. Am J Ophthalmol. 1971;71:42-53.

3. Lumbroso B, Huang D, Jia Y, et al. Clinical Guide to Angio-OCT (NonInvasive, Dyeless OCT Angiography) Jaypee-Highlights medical publishers, Inc. 2014.

4. Morgan IG, Matsui KO, Saw SM. Myopia. Lancet. 2012;379:1739-48.

5. Ohno-Matsui K, Yoshida T, Futagami S, et al. Patchy atrophy and lacquer cracks predispose to the development of choroidal neovascularisation in pathological myopia. Br J Ophthalmol. 2003;87:570-73.

6. Cohen SY. Anti-VEGF drugs as the 2009 first-line therapy for choroidal neovascularization in pathologic myopia. Retina. 2009;29:1062-66.

7. Mastropasqua R, Di Antonio L, Di Staso S, et al. Optical coherence tomography angiography in retinal vascular diseases and choroidal

neovascularization. Journal of Ophthalmology. 2015 IN PRESS.

8. Pedinielli A, Souied EH, Perrenoud F, et al. In vivo visualization of perforating vessels and focal scleral ectasia in pathological myopia. Invest Ophthalmol Vis Sci. 2013;54:7637-43.

9. Panozzo G, Mercanti A. Optical coherence tomography findings in myopic traction maculopathy. Arch Ophthalmol. 2004;122:1455-60.

10. Toranzo J, Cohen SY, Erginary A, et al. Peripapillary intrachoroidal cavitation in myopia. Am J Ophthalmol. 2005;140:731-2.

19

第十九章 脉络膜痣和脉络膜黑色素瘤的 Angio OCT® 检查

Gilda Cennamo

色素沉着脉络膜病变

区分较小的脉络膜黑色素瘤和黑色素痣具有挑战性(图 19.1 和图 19.2)。

Shields 等人已提出色素沉着脉络膜病变生长模式的预测标准:病变的厚度;视网膜下液的出现;病变处的橙色色素沉着;病变的边缘距视盘<3mm;超声检查中反射率的变化并且没有玻璃膜疣,均用于小黑色素瘤的早期检测。

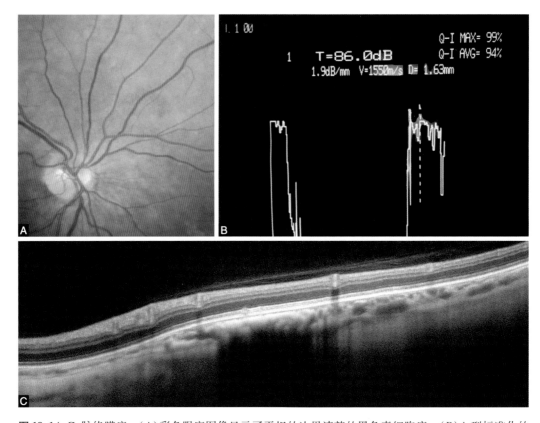

图 19.1A-C:脉络膜痣。(A)彩色眼底图像显示了平坦的边界清楚的黑色素细胞痣。(B)A 型标准化的超声扫描显示高反射的结构不规则的病变。(C)傅里叶域光学相干断层扫描。不同于周围正常脉络膜,病变有高反射带,其下可见遮蔽现象

154

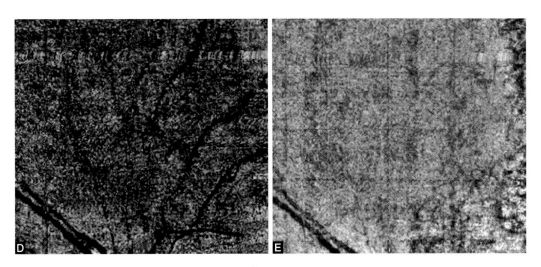

图 19.1D-E:(D)外层视网膜血管层 Angio OCT®图像显示 ONL 内无血流,(E)脉络膜毛细血管层的 Angio OCT®图像显示血管结构正常

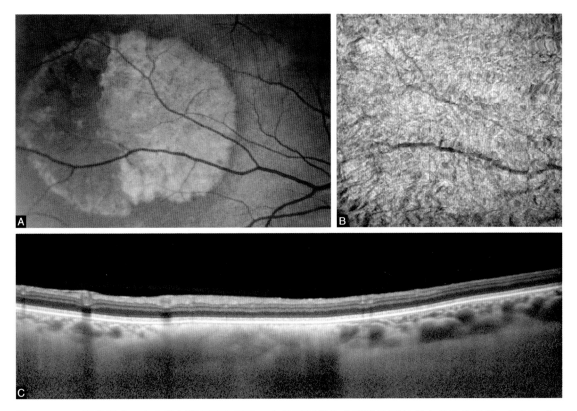

图 19.2 A-C:脉络膜痣。(A)彩色眼底照片显示一个色素沉着和色素脱失同时存在的脉络膜痣。(B)*En face* 光学相干断层扫描显示一个轻微高反射病变。(C)傅里叶域光学相干断层扫描显示了在 Bruch/视网膜色素上皮细胞/脉络膜毛细血管层的清晰的高反射带,其下方可见遮蔽现象

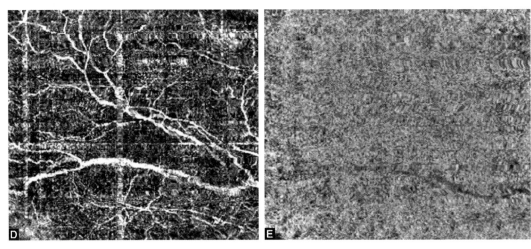

图 19.2D-E:(D 和 E)外层视网膜血管和脉络膜毛细管的 Angio OCT® 图像显示血管结构正常

傅里叶域光学相干断层扫描(FD-OCT)可提供脉络膜痣和黑色素瘤对视网膜形态影响的结构信息,但不能提供对血管组织的影响的信息。

光学相干断层扫描血流成像(Angio OCT®)是一种基于高分辨率成像技术的功能 OCT 新技术,在不注射造影剂的情况下,可显示视网膜和脉络膜的血液循环。由于它可直观地显示肿瘤组织内的血管情况,这种新技术有可能被用于脉络膜痣和小黑色素瘤的诊断和随访中。

一、脉 络 膜 痣

脉络膜痣的 Angio OCT® 图像在外核层(ONL)内无血流,并且脉络膜毛细血管层是正常的。

二、脉络膜黑色素瘤

相反,脉络膜黑色素瘤的 Angio OCT® 图像可显示 ONL 和脉络膜毛细血管层内致密且不规则的、零星的血管网。事实上,可见粗大的血流网,它在肿瘤内部形成不规则的蜘蛛网样结构。

此外,在脉络膜毛细血管成像中可见一低反射区域,周围是血管组织显像形成的边界清楚的高反射环,这种表现与黑色素瘤直接相关。

总之,Angio OCT® 可能用于显示脉络膜痣和黑色素瘤的瘤体病灶,作为一种非侵入性的检查技术,联同超声检查可以用于这类疾病的诊断。此外,也可以将该检查用于观察在脉络膜痣随访过程中和小脉络黑色素瘤治疗后的细微的形态学改变中(图 19.3 ~ 图 19.5)。

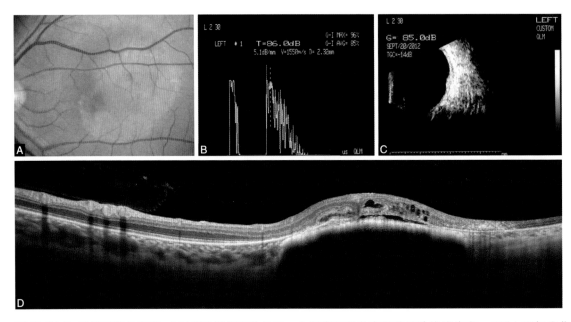

图 19.3A-D:脉络膜黑色素瘤。(A)彩色眼底照片显示一个浅隆起的色素沉着的脉络膜病变。(B)A 型标准化的超声扫描图显示病灶呈中-低度反射。(C)B 型超声扫描显示略不规则的穹窿样隆起。(D)傅里叶域光学相干断层扫描显示视网膜-脉络膜隆起,伴视网膜内液和视网膜下液

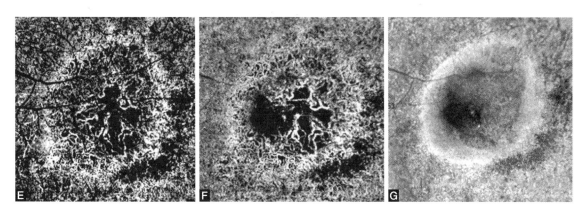

图 19.3E-G：(D 和 E) 外层视网膜和脉络膜毛细血管层的 Angio OCT® 图像显示病灶内的不规则血管网。(F) *En face* 光学相干断层扫描可见一低反射区域,被不规则的边界清楚的高反射环围绕

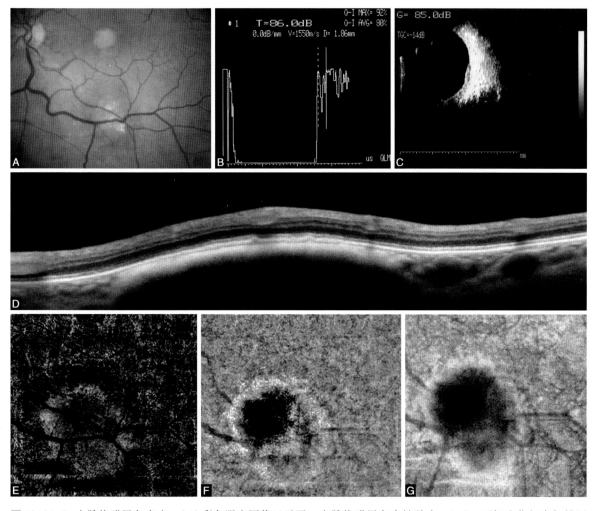

图 19.4A-G：小脉络膜黑色素瘤。(A) 彩色眼底图像显示了一个脉络膜黑色素性肿瘤。(B) A 型标准化超声扫描图显示病灶为中-低反射。B 型超声扫描可见一个小的穹窿样肿物。(C) 傅里叶域光学相干断层扫描显示了脉络膜呈穹窿样隆起。(D-F) 由于血管组织的存在,外层视网膜血管层,脉络膜毛细血管层的 Angio OCT® 图像和 *en face* 光学相干扫描图像中均可见一个高-低反射混杂的不规则区域

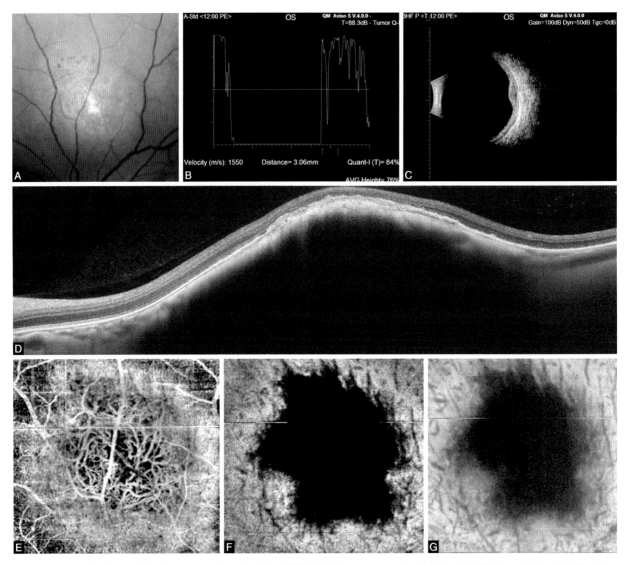

图 19.5A-G：脉络膜黑色素瘤。（A）色素沉着，隆起的脉络膜肿块。（B）A 型标准化超声扫描图显示病变内部低反射灶。（C）B 型超声扫描显示一个高反射的穹窿样肿块。（D）傅里叶域光学相干断层扫描可见中部脉络膜/视网膜复合体隆起，圆顶状隆起的脉络膜上面为增厚的不规则的 RPE。（E）外层视网膜血管层的 Angio OCT® 图像可显示肿瘤内的血流。（F 和 G）脉络膜毛细血管层的 Angio OCT® 图像和 *en face* 光学相干断层扫描显示一个低反射区域，由不规则的高反射边界环绕

（魏文斌　译）

参考文献

1. Shields CL, Materin MA, Shields JA. Review of optical coherence tomography for intraocular tumors. Curr Opin Ophthalmol. 2005;16(3):141-54.

2. Shah SU, Kaliki S, Shields CL, et al. Enhanced depth imaging optical coherence tomography of choroidal nevus in 104 cases. Ophthalmology. 2012;119(5):1066-72.

3. Lumbroso B, Rispoli M, Savastano MC et al. Clinical Applications: Aspects of OCT SSADA angiography in eye desorders. In: Lumbroso B, Huang D (Eds). Clinical Guide for Angio-OCT. New Delhi, IN: Jaypee Brothers Medical Pub. 2015;pp.23-59.

20

第二十章　青光眼的 Angio OCT® 检查

David Huang，Michel Puech，Yali Jia，Simon S Gao，Liang Liu

第一节　前　　言

青光眼的发生与视乳头（ONH）及视网膜的血流减少有关。到目前为止，在临床上尚无实用的方法来测量视乳头及视网膜的血流。测量视乳头血流量的 Angio OCT® 技术被认为是探测青光眼的精确方法，其采用的是扫频光源光学相干断层扫描系统。此外，视乳头的流量指数与视野指数高度相关。商用 RTVue-XR Avanti 是一台高速的（70kHz）、840nm 波长的谱域光学相干断层扫描系统，能显示出大范围的视乳头周边视网膜血流量，这与青光眼的病变程度及视野丢失的程度高度相关。因此，视乳头及其周边视网膜 Angio OCT® 技术可为青光眼疾病的评估增加新的有价值的信息，补充了常用结构光学相干断层扫描技术在视乳头旁视网膜神经纤维层的厚度、黄斑部神经节细胞复合体或者神经节细胞层厚度测量上的不足。

第二节　视乳头旁视网膜流量指数和血管密度的测量

本章节的病例来源于 Avanti OCT 系统。正常眼的 *en face* OCT 图像中（图 20.1A 和 B），视乳头旁视网膜显现为密集的微血管网。相对地，青光眼患者表现为视乳头旁微血管网密度降低伴无灌注区（图 20.1E 和 F），这与视网膜神经纤维层的位置及视野（VF）缺损高度相关。在视乳头区域，正常眼与青光眼都表现为无灌注区。在正常眼中，视乳头区域的血流及反射信号的丢失位于较大的视网膜血管，极可能是由于高速的血液流动导致干涉边缘的洗脱效应。谱域 OCT 对边缘洗脱效应更为敏感（图 20.1C-H）。因此，视乳头内的流量指数及血管密度的测量尚不可靠。伪影并不会干扰视乳头区域以外的谱域 Angio OCT®，视乳头旁视网膜灌注量的准确定量测量仍能实现，因此使用谱域 OCT 对于评估青光眼是一个较好的方法。

为了测量视乳头旁视网膜血流量，首次引入解剖学边界这个概念。在结构 OCT 图像中，视乳头边界是沿着视神经管开放的方向走形的。视乳头旁区域定义为宽约 0.7mm 的沿视盘边缘呈椭圆形的区域（图 20.1B，F，绿圈之间）。视乳头旁视网膜流量指数定义为视乳头旁区域在 *en face* 视网膜 Angio OCT® 图上的去相关值的平均值。血管密度定义为视乳头旁区域血管在 *en face* 视网膜 Angio OCT® 图上所占的比例。在正常眼中，视乳头旁的流量指数及血管密度分别为 0.086 和 88.5%。然而，在青光眼患者中，视乳头旁的流量指数及血管密度则分别低于 0.070 和 78.9%。

第三节　视乳头旁视网膜 Angio OCT® 图,视神经纤维厚度图与视野的相关性

视乳头旁视网膜无灌注区域与视网膜神经纤维层厚度、神经节细胞复合体厚度和视野缺损有关(图20.2)。这几者是相互协同的。

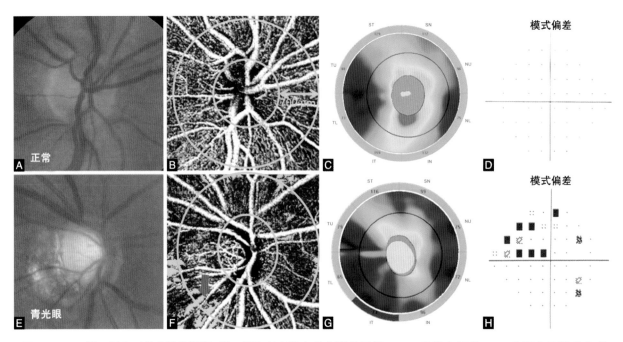

图 20.1A-H:第一行为正常人眼的图像,第二行为青光眼患者右眼的图像。A、E 为视盘图像,B、F 为视盘及视乳头旁视网膜的 *en face* Angio OCT® 图像(3mm×3mm),C、G 为视网膜神经纤维层厚度的八分图像,D、H 为正常人眼和青光眼患者的视野(VF)模式偏差图。视乳头旁视网膜无灌注区在 Angio OCT® 图中显示为蓝色。在青光眼患者的血流成像中,颞下方的无灌注区(紫色箭头,F)与视网膜神经纤维层的缺损(G)及上方的视野缺损(H)有关。在正常眼(B)与青光眼(F)患者中,视盘部较大的视网膜血管可见流空效应(黑色)。这与高速的血液流动导致干涉边缘洗脱效应有关

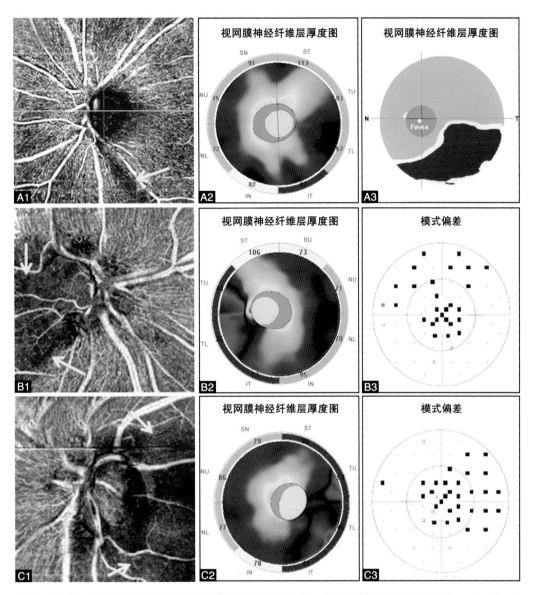

图 20. 2A-C: 2 位青光眼患者 3 只眼的图像分别显示在 3 行。视盘及视乳头旁视网膜的 *en face* Angio OCT® 图像（左边列）、视网膜神经纤维层（NFL）厚度的八分图（中间一列）、神经节细胞复合体（GCC）图（右边一列 A3）、视野模式偏差图（B2、C3）。（A）*en face* Angio OCT® 图中的颞下方无灌注区域（黄色箭头，A1）与颞下方的视网膜神经纤维层的缺损（红色圆环，A2）及下方的神经节细胞复合体缺失（A3）有关。在 *en face* Angio OCT® 图中，同一名患者的右眼（B）和左眼（C）颞侧的无灌注区（黄色箭头间 B1、C1）与颞侧的视网膜神经纤维层的缺损（B2、C2）、中央、上方和鼻侧的盲点（B3、C3）有关

（章思芳　译）

参考文献

1. Jia Y, et al. Quantitative OCT angiography of optic nerve head blood flow. Biomed Opt Express. 2012;3:3127-37, doi:10.1364/BOE.3.003127173662 [pii].

2. Hendargo HC, McNabb RP, Dhalla AH, Shepherd N, Izatt JA. Doppler velocity detection limitations in spectrometer-based versus swept-source optical coherence tomography. Biomed Opt Express. 2011;2: 2175-88, doi:10.1364/BOE.2.002175148231 [pii].

第三部分

Angio OCT® 的未来发展

内容要点

21

第二十一章　Angio OCT® 的超高速扫频技术

Eric M Moult，WooJhon Choi，Nadia K Waheed，Talisa de Carlo，Jay S Duker，James G Fujimoto

本章是关于 OCT 未来技术应用于 Angio OCT®（OCTA）的概述，重点介绍超高速扫频 OCT（SS-OCT）。此处讨论的技术虽仍未商业化，但具有成为眼科领域下一代成像技术的潜力。成像速度对于 Angio OCT® 非常重要，因其需要对眼底同一部位重复扫描。另外，Angio OCT® 呈现的是 *en face* 图，所以每一个像素点都需多次 A 扫描。因此缘故，*en face* 血管成像需在采图时间、扫描范围、*en face* 像素分辨率之间做出权衡。超高速扫描对于改善扫描范围和像素分辨率非常关键，并能使成像时间仍可为临床接受。

第一节　超高速 SS-OCT

最有希望获得超高扫描速度的技术途径已知为扫频/频域 OCT。扫频 OCT（SS-OCT）是使用扫频干涉仪和窄线宽激光器，而不像谱域 OCT（SD-OCT）使用宽谱光源，分光仪和线扫描相机。相较于 SD-OCT，SS-OCT 可获得更快的成像速度，因其不受相机读速限制。此外，SS-OCT 使用更长的 1050nm 波长，传统线扫描相机对此波长灵敏度有限。1050nm 波长 OCT 因白内障和间质混浊所致的散射损失更少，组织穿透力比 SD-OCT 的 850nm 波长更强。以上优点使 SS-OCT 具有超高成像速度和更好的组织结构成像表现，如脉络膜和脉络膜毛细血管层。

SS-OCT 工作原理

图 21.1 显示了扫频/频域探测器工作原理。扫频/频域 OCT 使用窄带宽扫频光源干涉仪。干涉输出信号被高速光电探测器直接侦测接收，不需要分光仪和线扫描相机。扫频光源在检测成像时，当激光源进行扫频时，不同的回波信号时延被编码成不同的振荡频率。回波信号时延通过傅里叶转换为振荡频率。换言之，扫频/频域 OCT 就是将扫频激光源的不同回波时延标记为不同频率。扫频光源输出的信号被分成两路，一路直接照射组织，光线经原路背向反射或在组织结构不同深度层面发生背散射；另一路通过一个固定的参考反光镜产生一个恒定的延迟信号。组织反射回来的信号和参考镜的信号间存在一个相对时延 Δz，其与组织结构深度相关。由于两路光在光电探测器处存在一个频率差，故样品光和参考光间将产生一个振荡频率或拍频现象，振荡频率与回波信号的时延 Δz 相关联：时延越长，振荡频率越高。与谱域 OCT 的探测器类似，光电探测器检测到的扫频光源产生的回波信号的时延或 A 扫描信息通过傅里叶转换而被采集。每扫描一次可以产生一个 A 扫描信息，A 扫描成像速度取决于光源的扫描重复速度决定。

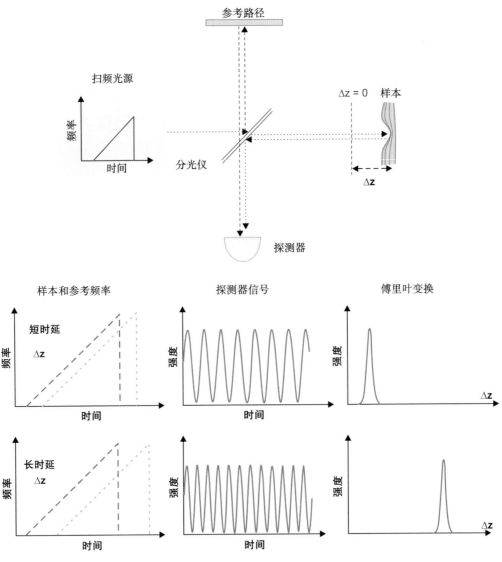

图 21.1:SS-OCT 工作原理示意图

扫频光源技术在 20 年前就被应用于光导纤维/光电学和激光雷达等领域。早在 1997 年,我们研究组的 Chinn[2] 和 Golubovic[1] 等就已经论证过 SS-OCT,但由于受制于激光技术,成像表现欠佳。SS-OCT 成像速度的提高与激光技术的发展密切相关,因为 A 扫描速度取决于激光扫描重复速度。2003 年,Yun[5] 等证明 OCT 成像可达到 19 000 次 A 扫描/秒,轴向分辨率为 13 ~ 14μm(空气中)。2005 年,扫频激光联合衍射光栅和旋转多棱镜调谐器使得扫描速度可达 115 000 次 A 扫描/秒。2006 年,Huber 等[7] 开发了一种新的扫频激光技术———傅里叶域锁模或 FDML,攻克了激光扫频速度限制这个基础性难题,使得成像速度有了质的飞跃。2008 年,Srinivasan[8] 等使用 FDML 激光器证实在波长为 1050nm、轴向分辨率为 8μm、249 000 次 A

扫描/秒时完成视网膜成像。2011 年,Klein[9] 等使用 FDML 激光器实现了超高速视网膜成像,速度达 1 370 000 次 A 扫描/秒。但这种极端的超高速需要全面权衡利弊,该速度下,图像分辨率为 19μm,灵敏度为 92dB。

对下一代商品化 SS-OCT 的最大制约在于有无可供应用的扫频激光技术及其价格。2007 年就已被商品化的扫频激光 OCT 采用 1050nm 波长扫频激光和多棱镜扫频过滤技术,扫描速度达 28 000 次 A 扫描/秒,轴向分辨率 10μm。商业化扫频激光使用短腔激光器和微机电系统(MEMS)可调谐滤波器技术,可达到 100 000 ~ 200 000 次 A 扫描/秒,轴向分辨率达 7μm。最新技术是采用垂直腔面发射扫频激光(VCSEL),扫描速度达 580 000 次 A 扫描/秒,波长 1050nm,分辨率为9μm。本章介绍的超高速 SS-OCT 扫描速度达 400 000次 A 扫描/秒,比目前的商品化SS-OCT 快4~5 倍。

第二节　Angio OCT® 的工作原理

如之前章节所述,Angio OCT®采集三维血管组织结构图像不需要注射染料,如荧光素或吲哚菁绿。Angio OCT®需对视网膜同一部位做多次横断面扫描成像(B 扫描),以探测红细胞流动产生的改变。如果组织静止不动,那么在重复的 B 扫描中所有的像素都是相同的。然而,如果血液是流动的,就会存在强度或相位的变化。通过对每个像素的计算,这些变化波动具有去相干信号的特点。之前已介绍过多种使用强度和/或相位信息的 Angio OCT®设备[13~21]。

第三节　正常眼中视网膜血管 的 SS-OCT 血流成像

图 21.2 是正常视网膜的结构 OCT 图像和 Angio OCT®图,说明超高速扫描对于获取大视野成像的重要性。使用 SS-OCT 样机(采用垂直腔面发射激光技术、扫描速度为 400 000 次 A 扫描/秒、轴向分辨率为 9.6μm、波长为 1060nm) 获得图像。Angio OCT® 对在视网膜同一部位重复 5 次 B 扫描,500 个 A 扫描位点需要 500 个 B 扫描,每张 OCT 血管成像需要 500×5× 500 的轴向扫描,需时约 3.9 秒。下图所示为不同场景的 en face OCTA 图像,从 12mm×12mm 到 3mm× 3mm。注意每个场景边长相差 2 倍但面积相差 4 倍。如果今后的 OCT 扫描速度能达到 200 000 ~ 400 000 次 A 扫描/秒,比现有设备快约 2~4 倍,在保持分辨率不变的情况下,可使场景边长增大 1.4~2 倍。

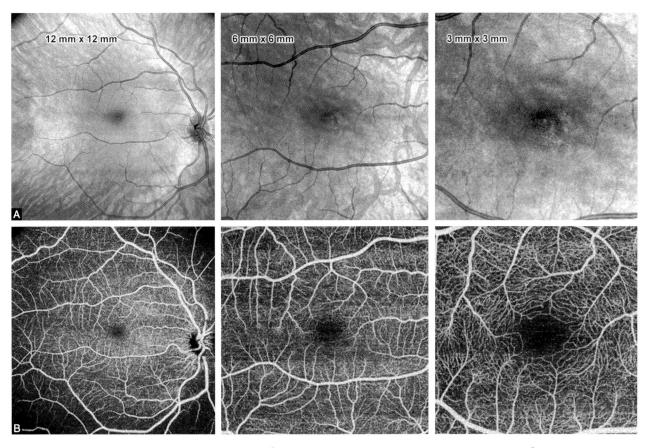

图 21.2A 和 B:超高速扫描使得大视野 Angio OCT®成为可能。结构 OCT 图(A)和视网膜的 Angio OCT®图(B)。当扫描范围从 12mm× 12mm 减小至 3mm×3mm,单位眼底面积的 A 扫描密度增加,从而可观察更精细的血管细节

第四节　正常眼中的脉络膜毛细血管的 SS-OCT 血流成像

Angio OCT®可生成血管的三维图像,视网膜和脉络膜血管结构都可从数据集中获取。脉络膜、脉络膜毛细血管层、脉络膜毛细血管网的成像与脉络膜、脉络膜血管的改变同样重要,可被视为某几种视网膜疾病的早期标志。尤其是脉络膜循环向视网膜外层供氧,脉络膜/脉络膜毛细血管的变化与某些眼后段疾病如年龄相关性黄斑变性(AMD)、糖尿病视网膜病变(DR)等有关[22~24]。由于脉络膜毛细血管位于色素上皮细胞之后,即便在正常眼中也相当薄,且有密集的小叶微脉管系统,需高像素密度才能解析,所以脉络膜血管成像极具挑战。若干前期研究采用 en face 结构 OCT 图像研究脉络膜毛细血管。Motaghiannezam 等[25]证实可用扫描速度为 57 000 次 A 扫描/秒 的 SS-OCT 观察 Sattler 层和 Haller 层中的脉络膜毛细血管和较大的脉络膜血管。Sohrab 等[26]使用 SD-OCT 研究了早期 AMD 或网状假性玻璃膜疣的脉络膜毛细血管和较大脉络膜血管的形态。脉络膜毛细血管的结构 OCT 图像在临床上有很大用处,但 Angio OCT®观察血管结构改变更敏感。

2012 年,Kurokawa 等[27]运用自适应光学、多普勒相位技术和扫描速度为 91 000 次 A 扫描/秒的长波长 SD-OCT 在正常受试者中完成脉络膜毛细血管的 Angio OCT®。2013 年,Braaf 等[28]使用扫描速度为 100 000 次 A 扫描/秒的长波长 SS-OCT 联合激光共焦扫描检眼镜眼球追踪技术,同样在正常受试者中完成了脉络膜毛细血管的 Angio OCT®。2013 年 Kim 等[29]在一项 AMD 患者和正常受试者的比较研究中使用 SD-OCT 获得脉络膜毛细血管的相位方差 Angio OCT®。上述这些研究的成像速度均在 100 000 次 A 扫描/秒以内,成像时间相对较长,或场景较小。

图 21.3 显示的是正常受试者脉络膜毛细血管的 en face 结构 OCT 图像和 en face Angio OCT®图,Choi 等[30]通过将多个小于 3mm×3mm 的场景拼接为跨越黄斑至周边部、跨度为 32mm 的合成图像。这种拼接成像是为了在 Angio OCT®图上比较眼底的脉络膜血管形态。扫描成像使用的是 VCSEL 光源的 SS-OCT 样机,扫描速度为 400 000 次 A 扫描/秒,分辨率为 9.6μm,波长 1060nm。每一位点重复进行 4 次 B 扫描,800 个 A 扫描位点需要 400 个 B 扫描,每张 Angio OCT®图需要 800×4×400 的轴向扫描,需耗时 3.8 秒。图 21.3 的 en face Angio OCT®图像与现有组织学和电镜血管铸型研究结果一致,显示脉络膜毛细血管的密度和形态与所处眼底位置有关。尤其是中心凹处脉络膜毛细血管呈密集蜂窝状,越靠近赤道部和周边部,越表现为小叶状和密度较低的结构形态密[31~34]。

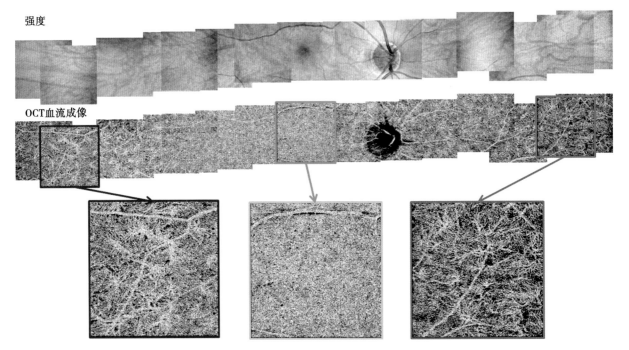

图 21.3:超高速和长波长扫描时的脉络膜毛细血管层成像。因由于其血管结构精细的血管结构及其且位于 RPE 之下,脉络膜毛细血管成像具有挑战性。这个例子显示了从黄斑到周边部不同眼底部位的小区域图像的拼接。注意:周边部的脉络膜毛细血管呈小叶状结构,在黄斑区变精细,与已知的各部位血管形态一致(修改自:Choi 等 PLoS ONE,2013)

第五节 糖尿病中的 SS-OCT 血流成像

Angio OCT®是观察视网膜血管疾病中血管改变的强有力技术手段,如糖尿病视网膜病变。图 21.4A 为一例 45 岁、男性、糖尿病视网膜病变患眼比的眼底照相、荧光素血管造影(FA)和 SS-OCTA 图像的比较。FA 图像显示多个小的微血管瘤。图 21.4B 显示了血管重塑、中心凹无血管区扩大。值得注意的是 Angio OCT®观察的是流动,拍摄的是动态流动信息,微动脉瘤、毛细血管中的流速较慢,所以可在 Angio OCT®中显示为静止。在对视网膜血管的 Angio OCT®时,绝大部分微血管特点至少都能被同样地很好地观察到,甚至可能比其他成像方法更好。这些特点包括血管修剪、重塑、中心凹无血管区扩大或不规则、毛细血管中断尤其是中心凹颞侧的无血管区。Angio OCT®的另一优点在于不需要荧光素,因此早、中、后期成像结果都是同样的;可进行双眼检查,获得同样详细的资料。图 21.4C 显示对侧眼的 Angio OCT®。

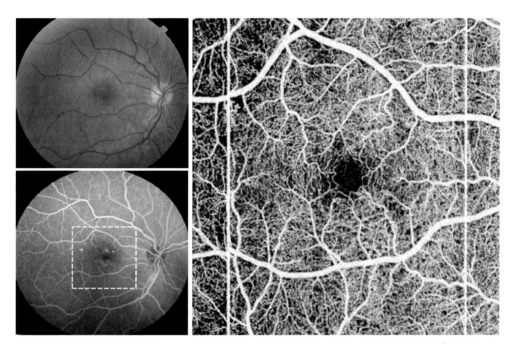

图 21.4A:中度 NPDR 伴有 DME。45 岁男性患者的 Angio OCT®图,其患中度非增殖性糖尿病视网膜病变伴有糖尿病黄斑水肿。注意:右边的 OCT 血管成像图可观察视网膜血管细节

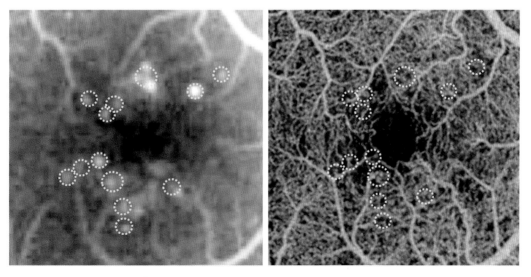

图 21.4B:FA 和 Angio OCT®图中的微动脉瘤。FA 可辨认出黄斑区的微动脉瘤渗漏(黄色圆圈)。Angio OCT®图显示大部分渗漏的微动脉瘤毗邻毛细血管无灌注区,这一细节在 FA 中无法识别。此外,OCTA 还能识别无渗漏的微动脉瘤(红色圆圈)

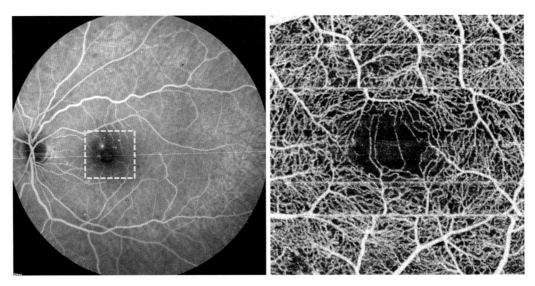

图 21. 4C：对侧眼的 FA 和 Angio OCT®图。同一患者对侧眼 Angio OCT®图显示了与右眼相同程度的细节。由于 Angio OCT®不需要染料，因此在 Angio OCT®图上也没有早期和晚期之分。双眼的血管情况可同样详细地观察

Angio OCT®有局限性，它无法观察血管通透性的改变，而 FA 却可显示异常视网膜血管的染料渗漏。尽管如此，FA 时染料渗漏引起的高荧光也有不利之处，因其可遮蔽精细的血管结构。此外，Angio OCT®时可同时获得结构 OCT 图像，从而可生成精确的视网膜地形图，视网膜增厚区域可间接反映渗漏。当与 en face Angio OCT®图对微动脉瘤的观察相结合，结构 OCT 厚度地形图可为局灶性光凝治疗提供有效指导，这也是描绘荧光素染料渗漏的最重要临床适应证之一。

另外，糖尿病患者还可同时获得脉络膜毛细血管的 Angio OCT®图。如图 21. 5 所示，系一位 68 岁男性患者的 Angio OCT®图，患者有非胰岛素依赖性糖尿病病史，无临床可见的糖尿病视网膜病变，表现为脉络膜毛细血管片状缺失和流速降低。我们的研究显示许多糖尿病患者，即便没有糖尿病视网膜病变，也会出现脉络膜毛细血管的片状或弥散性缺失、流速降低。这与同类患者中的组织病理学观察相关联。

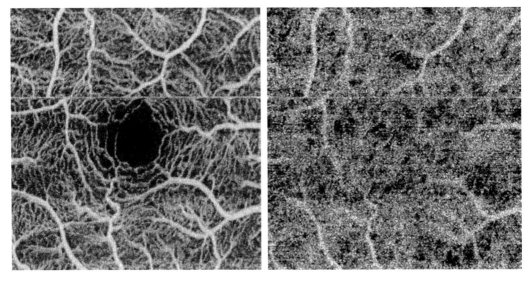

图 21. 5：糖尿病未发生糖尿病视网膜病变。68 岁男性的 Angio OCT®图，其有糖尿病史但无临床可见的糖尿病视网膜病变。Angio OCT®图显示视网膜血管正常，脉络膜毛细血管层斑片状萎缩或血流减少

第六节　非渗出性 AMD 中的 SS-OCT 血流成像

SS-OCT 血流成像有望成为研究非渗出性 AMD 特别有用的技术手段,该病中脉络膜血管或脉络膜毛细血管被怀疑在发病机制中发挥了重要作用。FA 和 ICGA 被认为不能胜任脉络膜毛细血管成像,这是因为染色剂渗漏、RPE 所致的激发波长衰减以及无法实现深度解析成像。与此相反,Angio OCT® 采用长波长,超高速 SS-OCT 使得详细观察脉络膜毛细血管成为可能。结合结构 OCT 和 Angio OCT® 的数据,使研究者可鉴别出结构 OCT 或血流 OCT 中的可预测黄斑

变性进展情况的标志性改变,这同样也有助于更好地理解其发病机制。

图 21.6 显示了来自 68 岁、79 岁、87 岁患者的 OCT 和 Angio OCT® 图,均患非渗出性 AMD 且无地图样萎缩(GA)。这些图像按病情轻重排序,第二排的脉络膜毛细血管改变比第一排严重,同样,第三排比第二排严重。值得注意的是,RPE 层、内节(IS)、外节(OS)的改变在对应的横断面 B 扫描结构 OCT 图像上具有同样趋势。我们观察到,一般而言,脉络膜毛细血管的改变越严重,RPE/IS/OS 层的改变也越严重。然而,在不伴地图样萎缩的非渗出性 AMD 患者中,我们未观察到脉络膜毛细血管改变区域与 RPE/IS/OS 改变区域之间存在明显的空间关联。

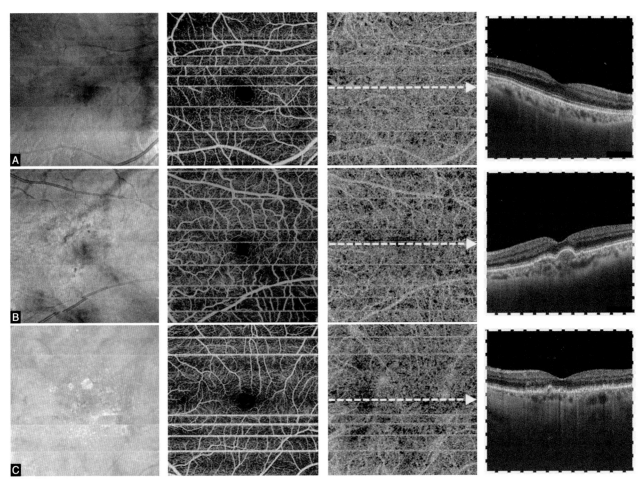

图 21.6A-C:无 GA 的非渗出性 AMD。来自三位无 GA 的非渗出性 AMD 患者的 OCT 和 Angio OCT® 图,年龄分别为 68 岁(第一排)、79 岁(第二排)和 87 岁(第三排)。第一列显示的是全层 OCT 图像;第二列显示的是视网膜血管水平的 Angio OCT®;第三列显示的是脉络膜毛细血管层水平的 Angio OCT®;第四列显示的是在黄箭处 OCT B 扫描获得的结构 OCT 图像。注意,脉络膜毛细血管改变的严重程度与 RPE/IS/OS 改变的严重程度一致

图 21.7 显示了一个 78 岁患者的 OCT 和 Angio OCT®图,患者有 AMD 继发地图样萎缩的病史。脉络膜毛细血管层的 *en face* Angio OCT®图显示了地图样萎缩区(GA)中的脉络膜毛细血管萎缩,用红色虚线标出了轮廓。地图样萎缩区(GA)边界以外的脉络膜毛细血管改变也很明显。根据我们的 SS-OCT 研究,我们观察到 GA 区内的脉络膜毛细血管萎缩,在部分患眼中,在 GA 边界外也观察到脉络膜毛细血管改变对于脉络膜毛细血管的成像,SS-OCT 血流成像系统使用较长的 1050nm 波长,比使用 840nm 波长的 SD-OCT 血流成像系统明显占优。主要原因是 840nm 波长的光可被 RPE 或沉积物吸收,如玻璃膜疣。相较而言,更长的 1050nm 波长不易被吸收。一般来讲,OCT 低信号区不会生成可信的 Angio OCT®图,OCT 血流成像时,对结构 OCT 低信号区会予以屏蔽,这反过来会导

致 Angio OCT®图中该区域没有任何血流信号。图 21.8 显示了 74 岁非渗出性 AMD 患者分别用 840nm 波长 SD-OCTA 和 1050nm 波长 SS-OCTA 系统对脉络膜毛细血管成像的差异。第一、二行分别是由 SD-OCTA 系统(Optovue Inc.)和 SS-OCTA 原型获得的 OCT 图像和 Angio OCT®图。SD-OCT 图像中红箭指示玻璃膜疣之下的低信号区;但在相应的 SD-OCT 血流成像图中,红箭似乎提示脉络膜毛细血管改变。然而第三列的 SS-OCT 血流成像图显示脉络膜毛细血管层是完整的,SD-OCT 成像图中明显的脉络膜毛细血管层改变其实是低信号水平引起的伪影。SS-OCT 血流成像中的黄箭指向图像分割错误引起的伪影,此处分层位置是不正确的,没有穿过脉络膜毛细血管层。这个例子提示应协同分析结构 OCT 图像和血流成像图,减少信息误读。

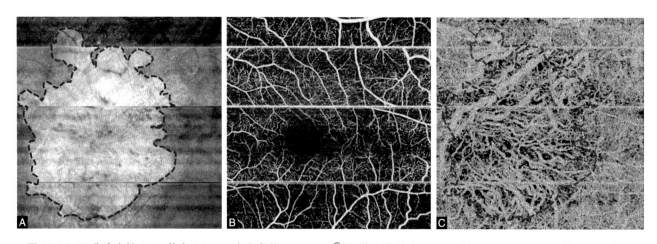

图 21.7A-C:非渗出性 AMD 伴有 GA。78 岁患者的 Angio OCT®图,其患有继发于 AMD 的 GA。(A)OCT 图像显示红色轮廓线内的 GA 区。(B)这是视网膜血管水平的 Angio OCT®图。(C)脉络膜毛细血管水平的 Angio OCT®图

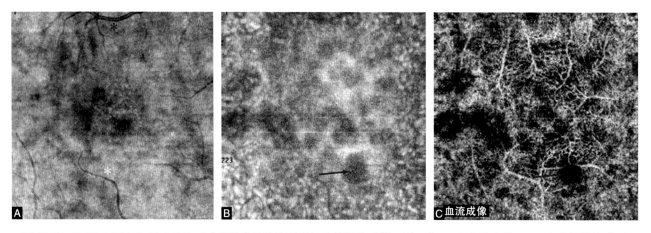

图 21.8A-C:SD-OCTA 和 SS-OCTA 对玻璃膜疣下脉络膜毛细血管层的成像。同一位 74 岁非渗出性 AMD 患者的脉络膜毛细血管成像,SD-OCT 血流成像(A 到 C)和 SS-OCT 血流成像

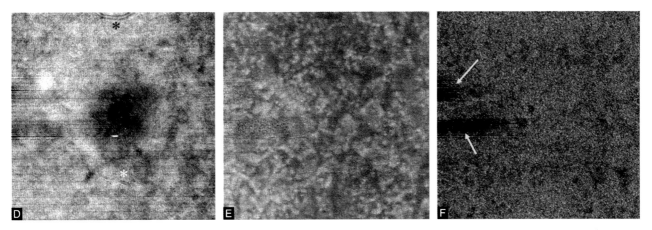

图21.8D-F:(D 到 F)。第一列为全层扫描的 OCT 图像;让 SD-OCT 和 SS-OCT 图像中的视网膜血管可以对应(∗),使两个图像的场景基本相同。在脉络膜毛细血管层水平 OCT 图像(B,E)和 Angio OCT®图(C,F)。玻璃膜疣下低信号,用红箭标示,在 SD-OCT 血流成像图中引入了一个伪影,使得玻璃膜疣下方看似无血流(人为的脉络膜毛细血管改变)。SS-OCT 血管成像图中未受类似干扰。黄箭指示分割错误

第七节　总　　结

Angio OCT®是一种观察视网膜和脉络膜血管的强有力、无创性方法。随着 Angio OCT®的广泛应用和详尽临床资料的出现,Angio OCT®肯定会在明确发病机制、药物开发及临床实践等方面产生巨大影响。下一代超高速扫频 OCT(SS-OCT)技术将会使广角 Angio OCT®成为可能,可为我们提供视网膜和脉络膜血管即时、全面的信息。此外,与 SD-OCTA 系统相比,长波长 SS-OCTA 系统的脉络膜毛细血管成像更好。由于 Angio OCT®图中易产生伪影,相较于结构 OCT 图像,临床解读时应更细致认真。为了确定 Angio OCT®的特定适应证、疾病的特征性标志和诊断标准,仍需要做更详尽的临床研究。无论如何,OCT 技术的不断进步肯定会使 Angio OCT®能力得到进一步改善,使其在临床得到更广泛的应用。

致　　谢

作者衷心感谢:Mehreen Adhi 和 Tarek Alasil 提供图片;ByungKun Lee、Chen Lu 和 Jonathan Liu 开发扫频光源技术;来自 Thorlabs 公司的 Benjamin Potsaid 和 Alex Cable;来自开发 VCSEL 激光技术的 Praevium Research 公司的 Vijaysekhar Jayaraman。我们还衷心感谢美国国立卫生研究院的资助(NIH R01-EY011289-27,R44-EY022864-01,R44-EY022864-02,R01-CA075289-16),美国空军科学研究办公室的资助(AFOSR FA9550-10-1-0551 和 FA9550-12-1-0499),三星奖学金和加拿大自然科学和工程研究委员会奖学金。

(沈丽君　译)

参考文献

1.　Golubovic B, Bouma BE, Tearney GJ, Fujimoto JG. Optical frequency-domain reflectometry using rapid wavelength tuning of a Cr4+: Forsterite laser. Opt Lett. 1997;22(22):1704-6.

2.　Chinn SR, Swanson EA, Fujimoto JG. Optical coherence tomography using a frequency-tunable optical source. Opt Lett. 1997;22(5):340-2.

3.　Unterhuber A, Povazay B, Hermann B, Sattmann H, Chavez-Pirson A, Drexler W. In vivo retinal optical coherence tomography at 1040 nm-enhanced penetration into the choroid. Optics Express. 2005;13(9):3252-8.

4.　Povazay B, Hermann B, Unterhuber A, Hofer B, Sattmann H, Zeiler F, et al. Three-dimensional optical coherence tomography at 1050 nm versus 800 nm in retinal pathologies: Enhanced performance and choroidal penetration in cataract patients. J Biomed Opt. 2007;12(4).

5.　Yun SH, Tearney GJ, Bouma BE, Park BH, de Boer JF. High-speed spectral-domain optical coherence tomography at 1.3 mu m wavelength. Optics Express. 2003;11(26):3598-604.

6.　Oh WY, Yun SH, Tearney GJ, Bouma BE. 115 kHz tuning repetition rate ultrahigh-speed wavelength-swept semiconductor laser. Opt Lett. 2005;30(23):3159-61.

7.　Huber R, Wojtkowski M, Fujimoto JG. Fourier Domain Mode Locking (FDML): A new laser operating regime and applications for optical coherence tomography. Optics Express. 2006;14(8):3225-37.

8.　Srinivasan VJ, Monson BK, Wojtkowski M, Bilonick RA, Gorczynska I, Chen R, et al. Characterization of outer retinal morphology with high-speed, ultrahigh-resolution optical coherence tomography. Invest Ophthalmol Vis Sci. 2008;49(4):1571-9.

9.　Klein T, Wieser W, Eigenwillig CM, Biedermann BR, Huber R. Megahertz OCT for ultrawide-field retinal imaging with a 1050 nm Fourier domain mode-locked laser. Optics Express. 2011;19(4):3044-62.

10.　Yasuno Y, Hong YJ, Makita S, Yamanari M, Akiba M, Miura M, et al. In vivo high-contrast imaging of deep posterior eye by 1-mu m swept source optical coherence tomography and scattering optical coherence angiography. Optics Express. 2007;15(10):6121-39.

11. Potsaid B, Baumann B, Huang D, Barry S, Cable AE, Schuman JS, et al. Ultrahigh speed 1050nm swept source/Fourier domain OCT retinal and anterior segment imaging at 100,000 to 400,000 axial scans per second. Optics Express. 2010;18(19):20029-48.

12. Grulkowski I, Liu JJ, Potsaid B, Jayaraman V, Lu CD, Jiang J, et al. Retinal, anterior segment and full eye imaging using ultrahigh speed swept source OCT with vertical-cavity surface emitting lasers. Biomedical optics express. 2012;3(11):2733-51.

13. Makita S, Hong Y, Yamanari M, Yatagai T, Yasuno Y. Optical coherence angiography. Optics Express. 2006;14(17):7821-40.

14. Fingler J, Schwartz D, Yang CH, Fraser SE. Mobility and transverse flow visualization using phase variance contrast with spectral domain optical coherence tomography. Optics Express. 2007;15(20):12636-53.

15. Tao YK, Kennedy KM, Izatt JA. Velocity-resolved 3D retinal microvessel imaging using single-pass flow imaging spectral domain optical coherence tomography. Optics Express. 2009;17(5):4177-88.

16. An L, Wang RKK. In vivo volumetric imaging of vascular perfusion within human retina and choroids with optical micro-angiography. Optics Express. 2008;16(15):11438-52.

17. Mariampillai A, Standish BA, Moriyama EH, Khurana M, Munce NR, Leung MKK, et al. Speckle variance detection of microvasculature using swept-source optical coherence tomography. Opt Lett. 2008;33(13):1530-2.

18. Vakoc BJ, Lanning RM, Tyrrell JA, Padera TP, Bartlett LA, Stylianopoulos T, et al. Three-dimensional microscopy of the tumor microenvironment in vivo using optical frequency domain imaging. Nat Med. 2009;15(10):1219-U151.

19. Yu LF, Chen ZP. Doppler variance imaging for three-dimensional retina and choroid angiography. J Biomed Opt. 2010;15(1).

20. Enfield J, Jonathan E, Leahy M. In vivo imaging of the microcirculation of the volar forearm using correlation mapping optical coherence tomography (cmOCT). Biomedical Optics Express. 2011;2(5):1184-93.

21. Blatter C, Klein T, Grajciar B, Schmoll T, Wieser W, Andre R, et al. Ultrahigh-speed non-invasive widefield angiography. J Biomed Opt. 2012;17(7).

22. Schmetterer L, Kiel J. Ocular Blood Flow. Berlin, Heidelberg: Springer; 2012.

23. Lutty GA, Cao JT, McLeod DS. Relationship of polymorphonuclear leukocytes to capillary dropout in the human diabetic choroid. Am J Pathol. 1997;151(3):707-14.

24. Cao JT, McLeod DS, Merges CA, Lutty GA. Choriocapillaris degeneration and related pathologic changes in human diabetic eyes. Archives of Ophthalmology. 1998;116(5):589-97.

25. Motaghiannezam R, Schwartz DM, Fraser SE. In vivo human choroidal vascular pattern visualization using high-speed swept-source optical coherence tomography at 1060 nm. Invest Ophthalmo Visual Science. 2012;53(4):2337-48.

26. Sohrab M, Wu K, Fawzi AA. A Pilot study of morphometric analysis of choroidal vasculature in vivo, using en face optical coherence tomography. Plos One. 2012;7(11).

27. Kurokawa K, Sasaki K, Makita S, Hong YJ, Yasuno Y. Three-dimensional retinal and choroidal capillary imaging by power Doppler optical coherence angiography with adaptive optics. Optics Express. 2012;20(20):22796-812. Epub 2012/10/06.

28. Braaf B, Vienola KV, Sheehy CK, Yang Q, Vermeer KA, Tiruveedhula P, et al. Real-time eye motion correction in phase-resolved OCT angiography with tracking SLO. Biomedical Optics Express. 2013;4(1):51-65.

29. Kim DY, Fingler J, Zawadzki RJ, Park SS, Morse LS, Schwartz DM, et al. Optical imaging of the chorioretinal vasculature in the living human eye. Proc Natl Acad Sci U S A. 2013;110(35):14354-9.

30. Choi W, Mohler KJ, Potsaid B, Lu CD, Liu JJ, Jayaraman V, et al. Choriocapillaris and choroidal microvasculature imaging with ultrahigh speed OCT angiography. Plos One. 2013;8(12).

31. Yoneya S, Tso MOM. Angioarchitecture of the human choroid. Archives of Ophthalmology. 1987;105(5):681-7.

32. Olver JM. Functional-anatomy of the choroidal circulation—Methyl-methacrylate casting of human choroid. Eye. 1990;4:262-72.

33. Mcleod DS, Lutty GA. High-resolution histological analysis of the human choroidal vasculature. Invest Ophthalmo & Vis Sci. 1994;35(4):3799-811.

34. Zhang HR. Scanning electron-microscopic study of corrosion casts on retinal and choroidal angioarchitecture in man and animals. Progress in setinal Eye Res. 1994;13(1):243-70.